Ariane Willikonsky

ÜBUNGEN FÜR DEN LAUT »S«

Lautdifferenzierung
Lautanbahnung
Lautstabilisierung

FON
FACHVERLAG

Wir freuen uns auf Ihre Anregungen, Wünsche und Kritik unter:

FON Fachverlag
Hörnerstraße 4
87538 Bolsterlang
info@fonverlag.de
Telefon: 08326 366016

ISBN 978-3-943155-00-6

2. Auflage 2013

Redaktionsleitung
Oliver Willikonsky
Layout
Sören Grochau
info@typo-orange.de

Printed in Germany

Weitere Informationen über uns finden Sie unter: www.fonverlag.de

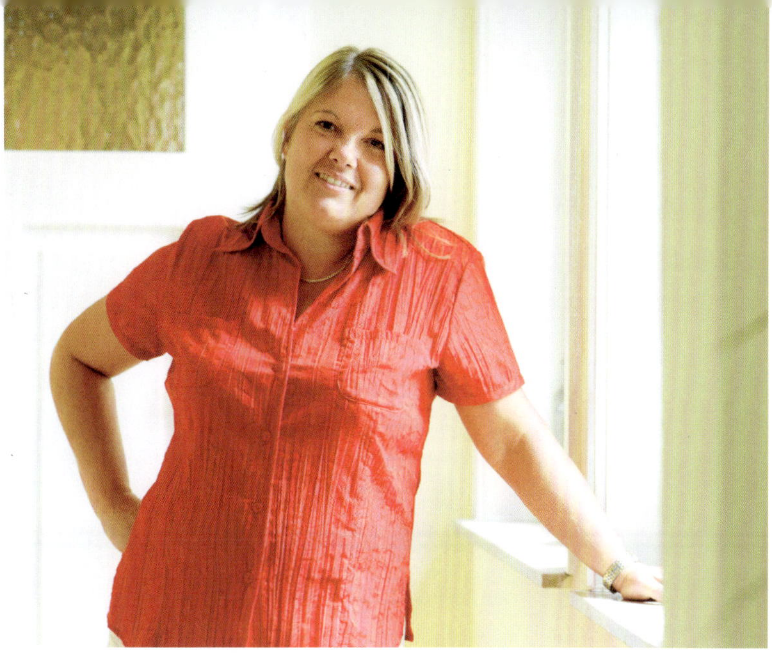

Liebe Eltern, liebe ErzieherInnen, liebe TherapeutInnen,

Die Autorin ist wie folgt erreichbar:

FON Institut
Marktplatz 3
70372 Stuttgart
Telefon: 0711 8826888
www.foninstitut.de
info@foninstitut.de

die Bildung des Lautes S ist gar nicht so einfach. Vielen Kindern rutscht dabei die Zunge zwischen die Zähne oder sie haben Schwierigkeiten, den Laut von anderen Lauten zu unterscheiden.

Die vorliegende Übungsmappe soll den Kindern den Erwerb des Lautes S spielerisch erleichtern. Die Übungen eignen sich zum Einsatz in der Sprachtherapie, im Kindergarten, z.B. im Vorschulunterricht oder zur Unterstützung des Lese- und Schreiberwerbs in der Grundschule. Sie sind aber leicht umsetzbar und können daher auch Zuhause den Lauterwerb unterstützen. Keinesfalls können sie jedoch bei einer Sprachentwicklungsverzögerung eine logopädische Behandlung ersetzen sondern diese allenfalls ergänzen.

Dies ist ein praktisches Übungsheft für Kinder, daher habe ich auf Fachtermini verzichtet. Die wichtigsten Hinweise für Eltern, Pädagogen und Therapeuten finden Sie aber in Kurzform jeweils unterhalb der Übung bei der Zielangabe.

Bei Fragen und Anliegen, können Sie sich jederzeit auch persönlich an mich wenden.

Ich wünsche allen Kindern viel Freude beim Spielen und allen Eltern, LehrerInnen, ErzieherInnen und TherapeutInnen einen großen Lehrerfolg. Das vorliegende Arbeitsmaterial möge Sie in Ihrer Arbeit unterstützen.

Herzliche Grüße
Ariane Willikonsky

Inhalt

Informationen zur S-Lautbildung

Das **S** ist in der Regel einer der letzten Laute, die ein Kind lernt. Dies liegt unter anderem daran, dass die Bildung eine sehr präzise Zungenspannung erfordert. In der deutschen Sprache gibt es 2 Varianten des Lautes. Stimmhaft (summend) von Vokal oder stimmlos vor Konsonant und am Ende einer Silbe bzw. eines Wortes.

Die Artikulation des Zischlautes **S** bereitet Kindern im Vorschulalter häufig noch Probleme. In der Fachsprache wird die Schwierigkeit bei der Lautbildung des Lautes **S** Sigmatismus genannt.

Bis zum 4. Lebensjahr entsprechen Probleme bei der Lautbildung des Lautes **S** der ganz normalen Sprachentwicklung und sind kein Anlass zur Beunruhigung. Wichtig ist zu diesem Zeit nur, dass das Kind in der Lage ist, den Laut von anderen Lauten zu unterscheiden und dass die Mundmuskulatur altersgerecht entwickelt ist. Bis zum Eintritt in die Schule sollte das Kind dann in der Lage sein, alle Laute der Muttersprache fehlerfrei auszusprechen. Es sollte daher ein Logopäde hinzugezogen werden, wenn Probleme bei der Lautdifferenzierung auftreten, wenn die Zunge nicht nur bei der Lautbildung zwischen die Zähne rutscht oder das Kind den Laut **S** mit 5 Jahren noch fehlbildet.

Aufbau der Übungsmappe

Die Spiele und Übungen sind chronologisch aufgebaut. Begonnen wird mit der Wahrnehmung und Identifizierung des Lautes, dann erfolgt die Vorbereitung des Lautes über mundmotorische Übungen. Darauf folgend wird an der Differenzierung zu anderen Zischlauten gearbeitet. Im Anschluss daran finden Sie Übungen zur Lautanbahnung. Die Stabilisierung erfolgt von der Laut- über die Silben- zur Wortebene. Hier wird zunächst das **S** einzeln und im Anlaut geübt, dann im Inlaut und zuletzt im Auslaut. Es folgen Übungen mit **S**-Lautverbindungen, so zum Beispiel die Lautverbindung /ts/ und /ks/, die wir in der Schriftsprache als Z und X finden. Nun wird an der Übertragung der korrekten Lautbildung auf die Satzebene bis hin zur Textebene und gelenkten Rede gearbeitet. Letztlich erfolgt dann durch alltagsbezogenes Üben der Transfer der korrekten Lautbildung in die Spontansprache.

In dieser Materialsammlung wurde die Arbeit an der Unterscheidung von stimmhaftem und stimmlosen **S** nicht einbezogen, da die stimmlose Bildung in der Regel dialektal bedingt ist und nicht als pathologische Auffälligkeit anzusehen ist.

Kleiner S-Test

Übungsanleitung

Bitte sage mir, was du auf den Bildern siehst.

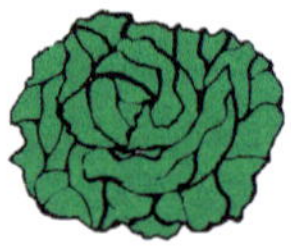
Salat

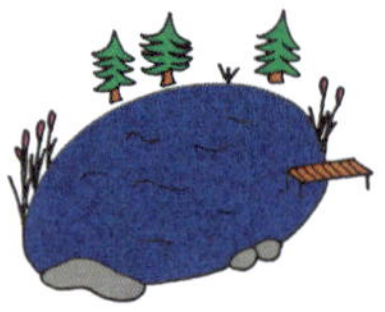
See

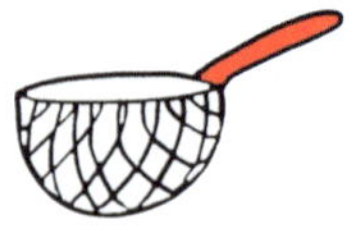
Sieb

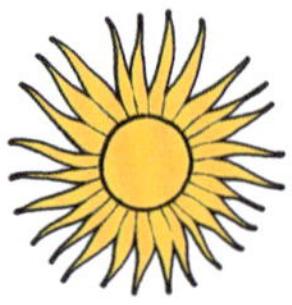
Sonne

Suppe

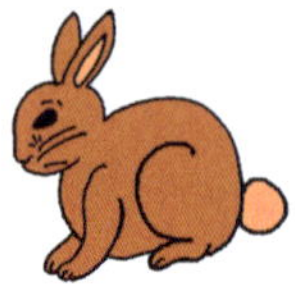
Hase

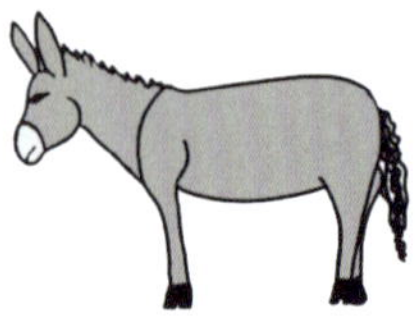
Esel

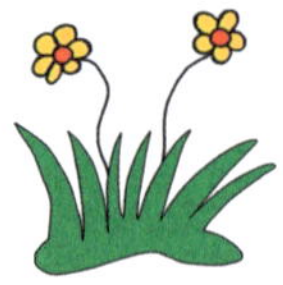
Wiese

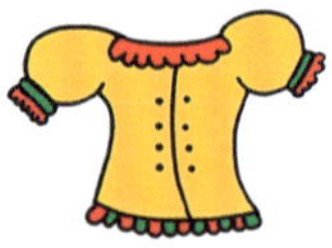
Bluse

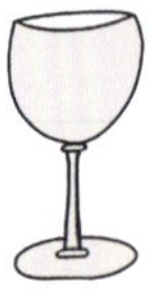
Glas

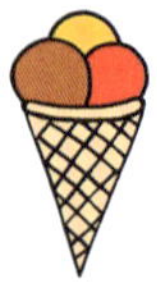
Eis

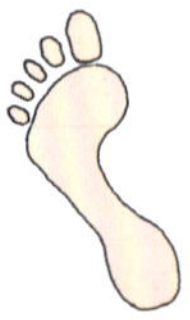
Fuß

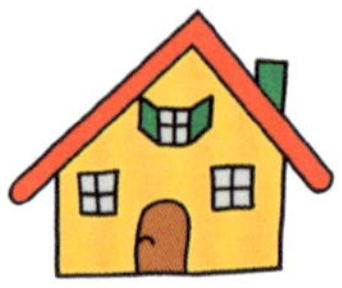
Haus

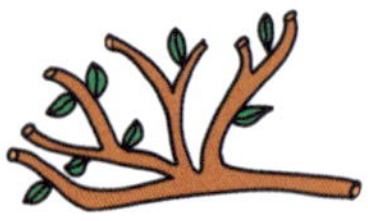
Ast

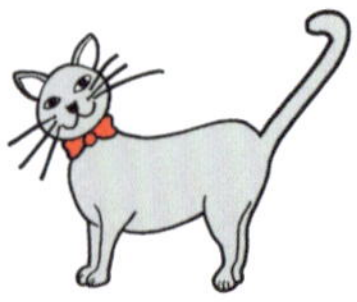
Katze

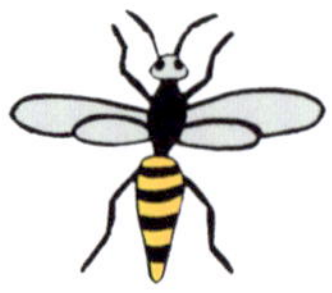
Wespe

Übungsziel

Der kleine **S**-Test soll Ihnen zeigen, ob und wann das Kind Schwierigkeiten mit der **S**-Bildung hat. Er beinhaltet Dinge, die mit einem **S** beginnen, die das **S** im Inlaut oder Auslaut haben und den Laut **S** in Verbindung mit Konsonanten.

Die Bienensprache

Übungsanleitung

Die Honigbiene Sumsi möchte sich gerne bei dir vorstellen und dir von Ihrer Sprache erzählen. Hör einmal genau zu.

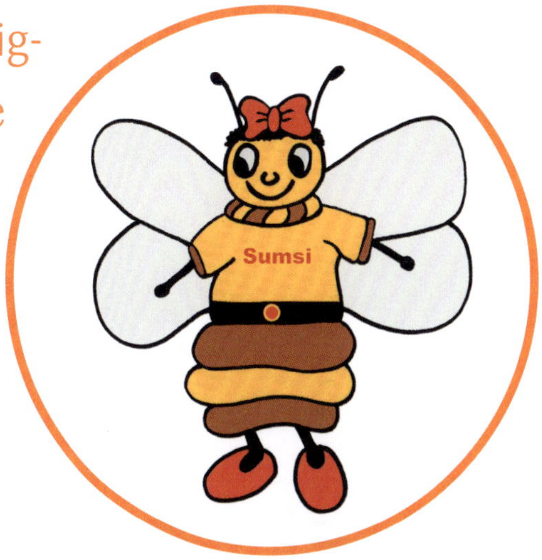

Hallo, ich bin Sumsi und ich bin eine Honigbiene. Bestimmt hast du mich oder meine Verwandten schon einmal gesehen. Aber hast du uns auch schon einmal gehört? Unsere Sprache ist das Summen. Wenn ich an dir vorbei fliege, hörst du mich nur, wenn du ganz leise bist **ssssssss**. Lauter summen wir, wenn wir von Blume zu Blume fliegen **ssssssss** und Honig sammeln **ssssssss**, damit die anderen Honigbienen wissen, dass wir gute Blüten entdeckt haben **ssssssss** oder wenn wir aus Versehen in dein Zimmer geflogen sind **ssssssss** und versuchen, den Ausgang am Fenster zu finden **ssssssss**. Kannst du auch summen? Versuche es einmal.

Übungsziel

Ziel dieser Übung ist die Lautwahrnehmung. Das Kind lernt den Laut **S** als Phänomen kennen. Achten Sie beim Vorlesen daher selbst auf eine präzise Aussprache. Wenn das Kind summt, geht es hier aber noch nicht um eine korrekte Aussprache. Daher korrigieren Sie bei dieser Übung bitte nicht.

Sumsis Familie

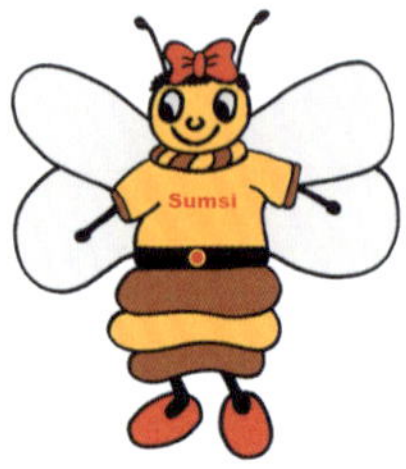

Übungsanleitung

Im Bienenkorb hinter der großen Wiese wohnt Familie Summ. Sumsi mit ihren Eltern und Geschwistern. Die Familie Summ erkennt man daran, dass sie ein **SSSS** im Namen haben. Gleich nebenan wohnt Familie Brumm. Wir möchten nun herausfinden, welche der Bienen unten zu Sumsis Familie gehören und welche zu Familie Brumm. Ich lese dir nun die Namen der Bienen vor und du sagst mir ob du ein Summen im Namen hörst oder nicht. Die Namen klingen sehr ähnlich, daher musst du sehr genau zuhören.

BRUMMI

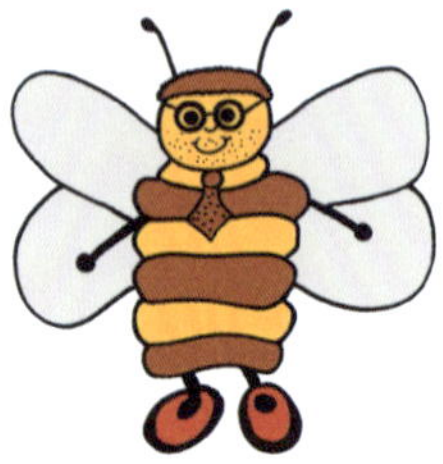
BRUNO

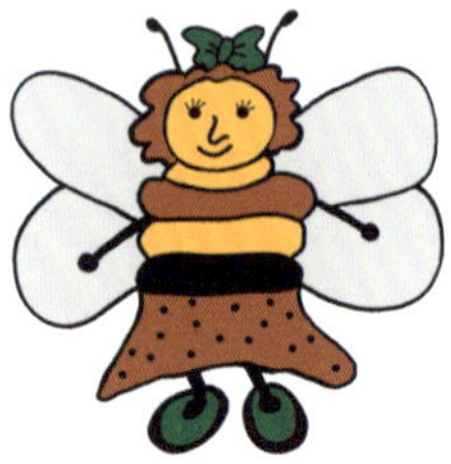
SUMMI

BRUMMOS

BRUNI

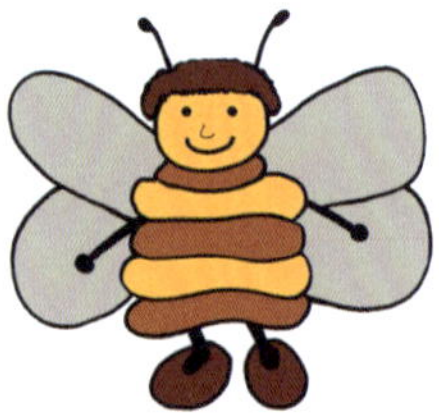
BRUMMCHEN

SUMMCHEN

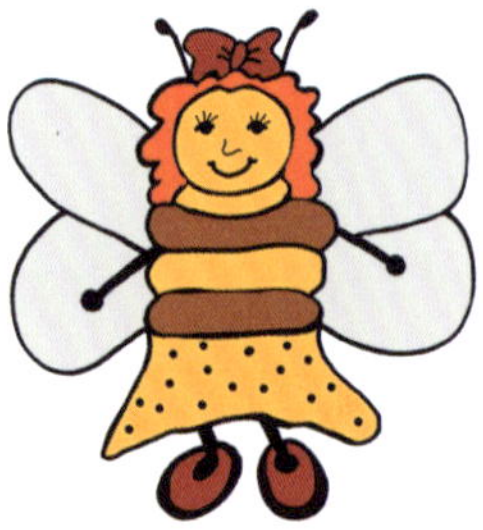
MUMMI

Übungsziel

Das Ziel dieser Übung ist die Erkennung des Lautes **S** in Nichtwörtern. Sprechen Sie beim Lesen der Namen ein sehr deutliches **S**.

S-Minimalpaare

Übungsanleitung

Ich lese Dir nun einige Wörter vor und Du sagst mir, ob sie ganz gleich sind oder ob Du einen Unterschied hörst. Wenn die Wörter ganz gleich sind, zeigst Du auf Sumsi, wenn Du einen Unterschied hörst, zeigst Du auf Sumis Freund!

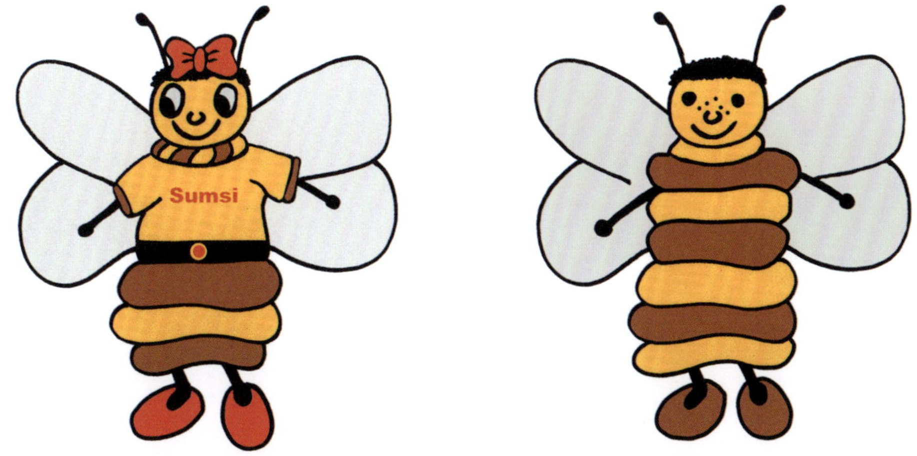

Bus – Bus Bus – Busch Bus – Buch hassen – haschen heißen – heischen	heißen – heißen Last – Last List – Licht List – List Masse – Masche	Masse – Masse missen – mischen Presse – presche Saal – Schal Saal – Saal	Saft – Saft Saft – Schaft Sank – Schank Satz – Schatz Satz – Satz
Sau – Schau Saum – Saum Saum – Schaum Sein – Schein Wiesen – wischen	Seit – Scheit Seiten – Seiten Selten – schelten setzen – schätzen setzen – setzen	Seuchen – Seuchen Seuchen – scheuchen Sicht – Schicht Sicht – Sicht Sitz – Sitz	Sitz – Schlitz Tasse – Tasche Tasse – Tasse weiß – weich weiß – weiß

Übungsziel

Ziel dieser Übung ist die Lautdifferenzierung. Das Kind lernt den Laut **S** von anderen Lauten zu unterscheiden. Es handelt sich um ähnlich klingende Minimalpaare, insbesondere zu **SCH** und **S**, da diese Vertauschungen am häufigsten vorkommen.

Hörst du das S?

Übungsanleitung

Bitte benenne die Bilder und ziehe einen Kreis um die Dinge, die ein **S** enthalten.

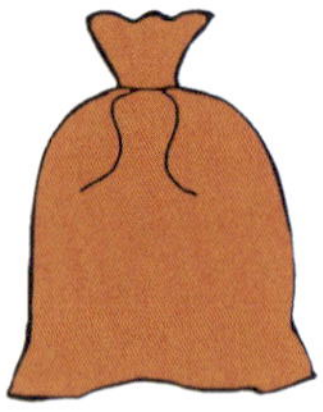
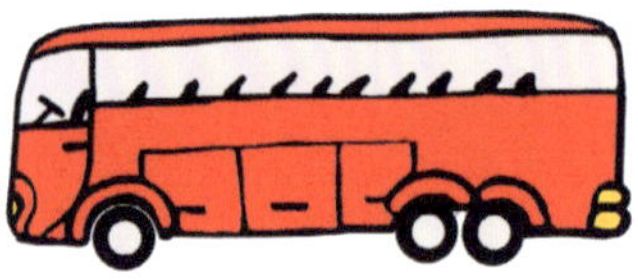
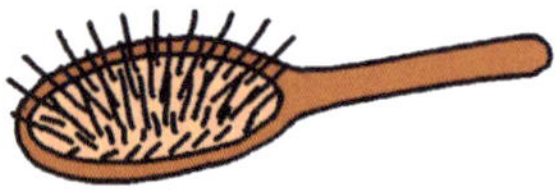
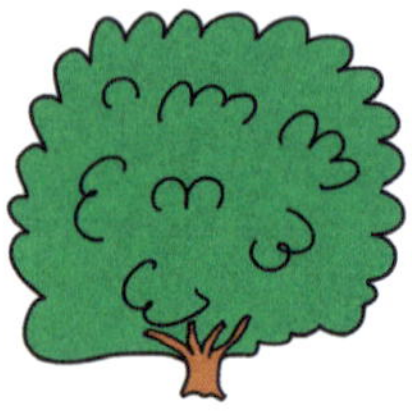
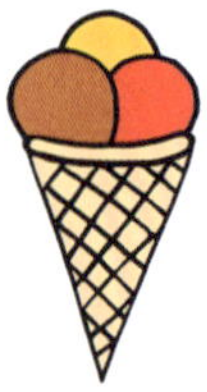
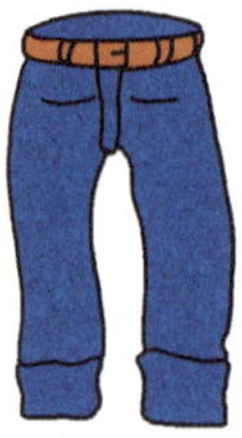
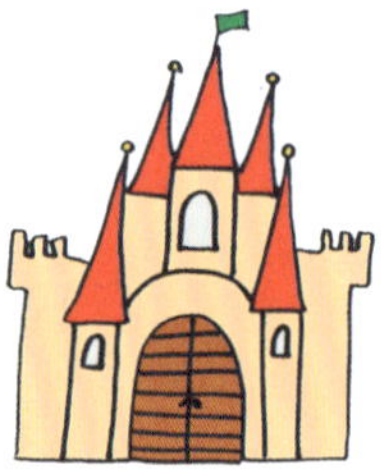
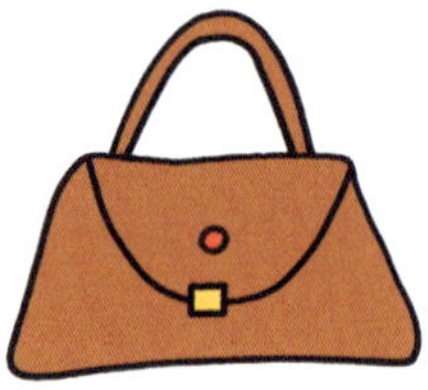
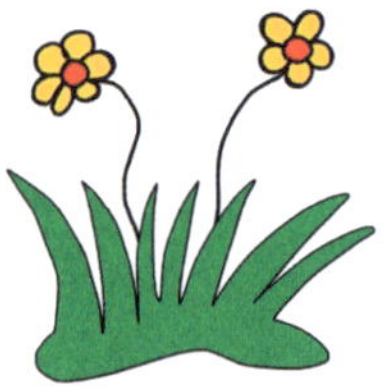
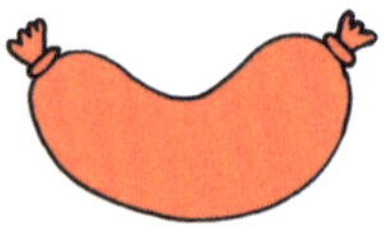
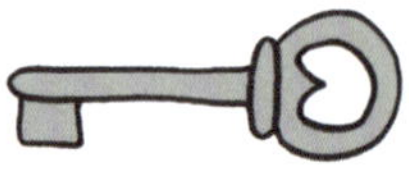
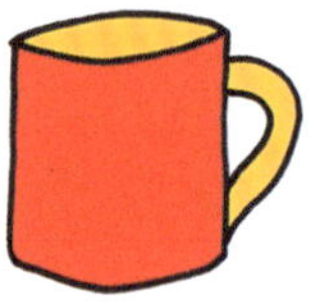

Übungsziel

Die Übung zeigt, ob es dem Kind gelingt, das **S** heraus zu hören.
Übungsworte: Sack, Bus, Bürste, Busch, Eis, Hose, Schloss, Tasche, Wiese, Wurst, Schlüssel, Tasse

Sindbad der Seefahrer

Übungsanleitung

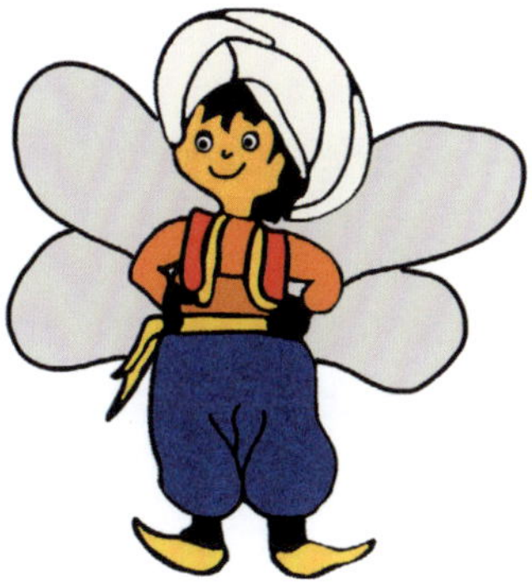

Ich lese dir nun eine Geschichte von Sumsis Onkel, dem berühmten Seefahrer Sindbad Summ vor. Bitte klatsche immer ganz laut, wenn Du ein **S** hörst.

DIE SIEBEN REISEN VON SINDBAD DEM SEEFAHRER.

Bei Sindbads erster Reise versank die Insel auf der er landete im Meer. Sindbad rettete sich mit einem Floß und kehrte gesund heim.

Bei seiner zweiten Reise wurde Sindbad auf einer Insel vergessen. Er konnte sich retten, indem er sich mit seinem Turban an den Fuß eines Riesenvogels festband.

Auf seiner dritten Reise traf Sindbad einen bösen Riesen mit großen, roten Augen. Sindbad rettete sich, indem er sich Bretter und anderes Holz um den Bauch band und schnell davonschwamm.

Auf der vierten Reise kenterte Sindbad in einem Sturm. Er traf auf eine Gruppe Pfeffersammler, die ihm halfen und reiste mit ihnen in deren Land.

Bei der vierten Reise landete Sindbads Schiff auf einer Kokosnussinsel. Dort schloss er sich den Kokosnusssammlern an und wurde so reich.

Auf seiner sechsten Reise kenterte Sindbads Schiff vor einem Berg. Dort entdeckte er einen Bach, der unter dem Felsen floss. Er baute sich ein Floß und konnte sich so retten.

Auf seiner siebten Reise landete Sindbads Schiff am äußersten Ende der Welt, dort traf er seine Frau, heiratete und kehrte endlich heim nach Bagdad.

Übungsziel

Ziel dieser Übung ist die Lautidentifikation. Das Kind lernt den Laut aus der Sprache herauszuhören. Lesen Sie dem Kind hierfür die Geschichte vor und sprechen Sie dabei jedes **S** ganz laut und deutlich.

Kopf, Bauch oder Fuß?

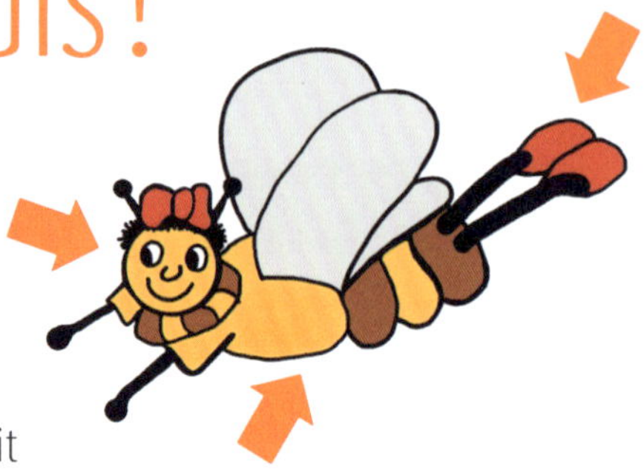

Übungsanleitung

Ich spreche Dir nun einige Worte vor. Du sagts mir, wo Du ein **S** gehört hast, am Anfang, in der Mitte oder am Ende des Wortes. Du antwortest mit „Kopf", wenn Du es am Anfang hörst, mit „Bauch", wenn Du es in der Mitte hörst, und mit „Fuß", wenn Du es am Ende hörst. Wenn Du Dir sicher bist, darfst Du ein Kreuzchen an die entsprechende Stelle unter das Bild setzen.

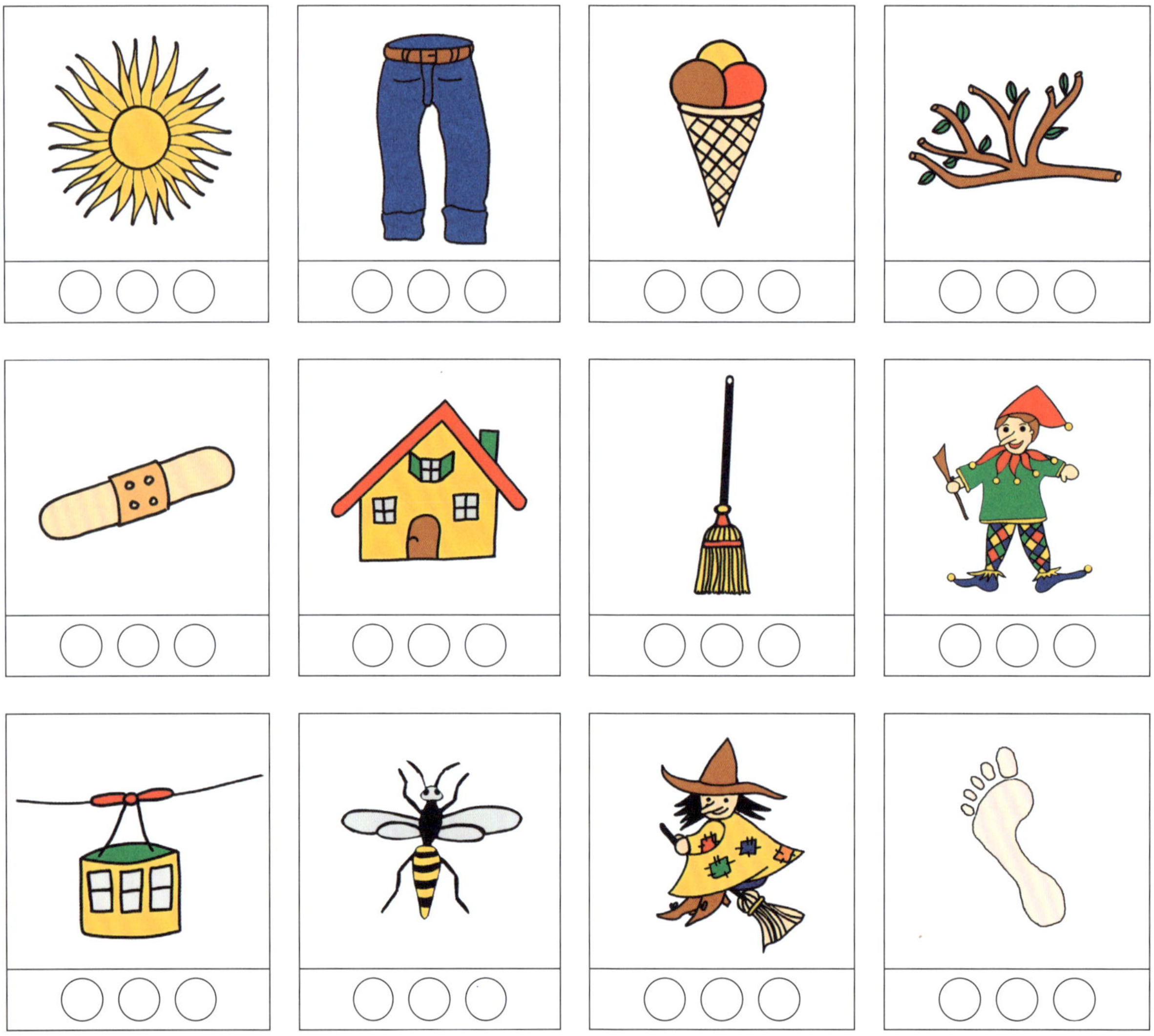

Übungsziel

Die Übung zeigt, ob es dem Kind gelingt, zu hören, an welcher Stelle in einem Wort der Laut **S** steht.

Übungsworte: Sonne, Hose, Eis, Ast, Pflaster, Haus, Besen, Kasper, Seilbahn, Wespe, Hexe, Fuß

S-Reime

Übungsanleitung

Ich spreche dir nun Reime vor. Und du sollst sie ergänzen.

Es regnet in die Tonne
Wenn's warm ist, scheint die *(Sonne).*

Der Opa raucht die Pfeife,
ich wasche mich mit *(Seife).*

Der Tee kocht im Kessel,
die Oma sitzt im *(Sessel).*

Lina hat ne neue Puppe,
Mama kocht 'ne heiße *(Suppe).*

Das Feld pflügt der Bauer,
die Zitronen sind *(sauer).*

Die Ziege mag kein Blatt,
denn sie ist ganz *(satt).*

Übungsziel

Bei dieser Übung geht es darum, dass dem Kind bewusst wird, dass der Laut **S** eine Bedeutung trägt. Dieses Bewusstsein kann man gut über Reime erwerben. Dabei kommt es noch nicht auf die korrekte Bildung des Lautes an.

Schlangenkäfig

Übungsanleitung

Stell dir vor, unsere Zungen wären Schlangen. Wir führen nun einen Zischdialog. Z.B. **„Ich bin die gefährliche Schlange ksssss"** und **„Ich bin noch gefährlicher kssssss, gleich beiße ich dich ksssss"** usw. Dabei darf die Schlange niemals aus dem Käfig heraus schauen. Also beiße die Zähne beim Zischen fest zusammen.

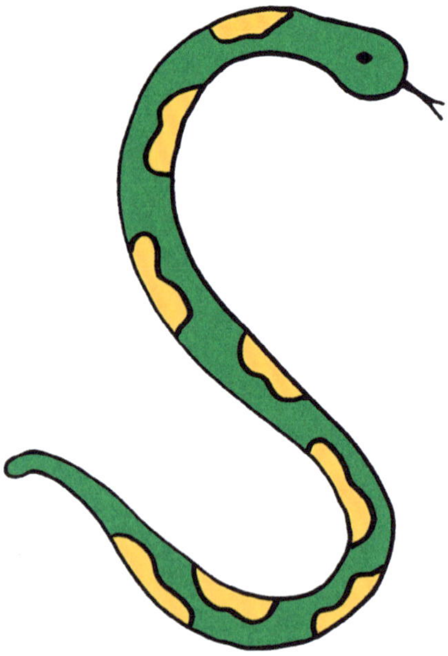

Sss, ssss, sss

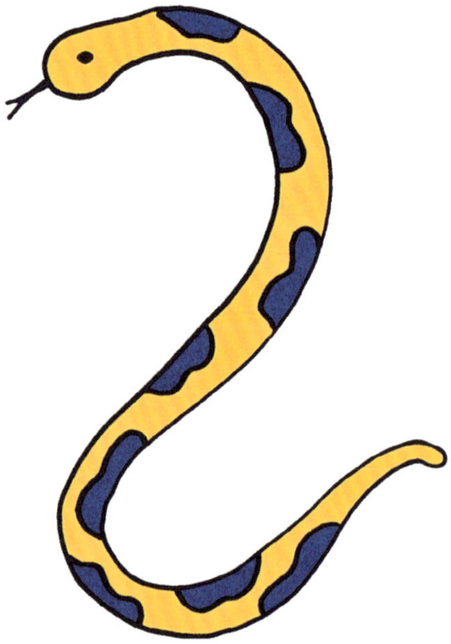

Sss, ssss, sss

Übungsziel

Anbahnung des Lautes **S**. In der Regel fällt es den Kindern leichter ein Geräusch zu machen, als bewusst einen Laut zu bilden. Daher kommt es häufig vor, dass es den Kindern allein schon über eine Vorstellungshilfe gelingt, ein korrektes **S** zu bilden. Dieses Spiel macht besonders Spaß, wenn auch aktiver Körpereinsatz (liebesvolles Raufen) dabei sein darf. Die Zunge soll hinter den Zahnreihen bleiben, aber das **S** muss sich jedoch noch nicht perfekt anhören. Erklären Sie dem Kind, dass die Zähne den Käfig darstellen, aus dem die Schlange nicht entkommen darf.

Mundmotorik mit Sumsi

Lippen- und Zungenübungen

Übungsanleitung

Sumsi kann tolle Grimassen machen. Kannst du das auch? Probiere es einmal.

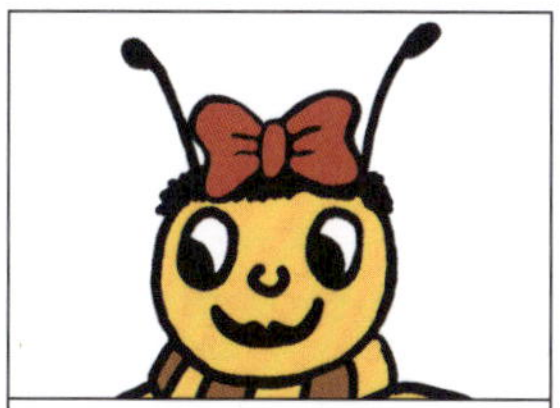
Lippen geschlossen breit ziehen

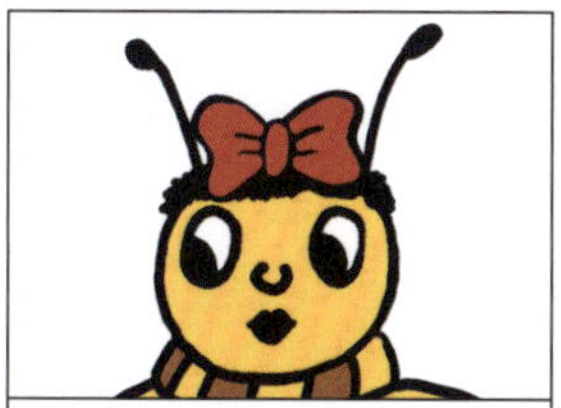
Lippen geschlossen spitzen

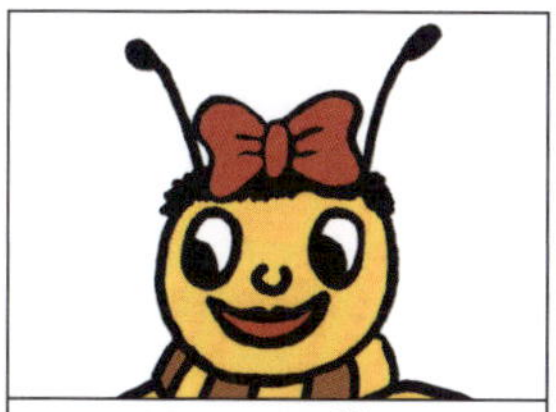
Lippen offen breit ziehen

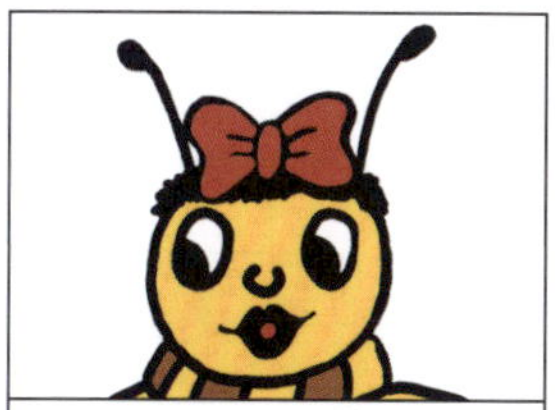
Lippen offen spitzen

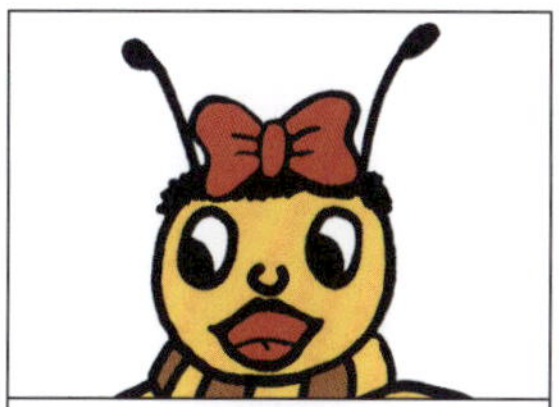
Mund aufreißen

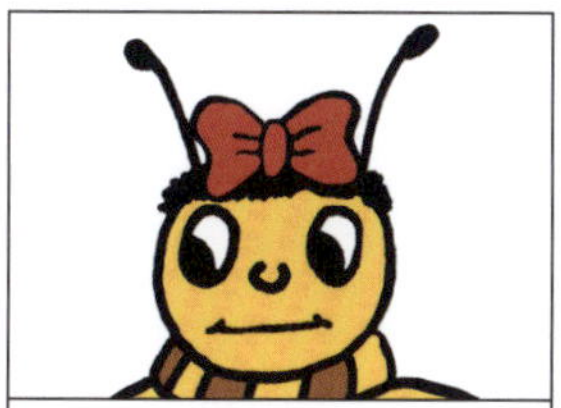
Mund zusammenkneifen

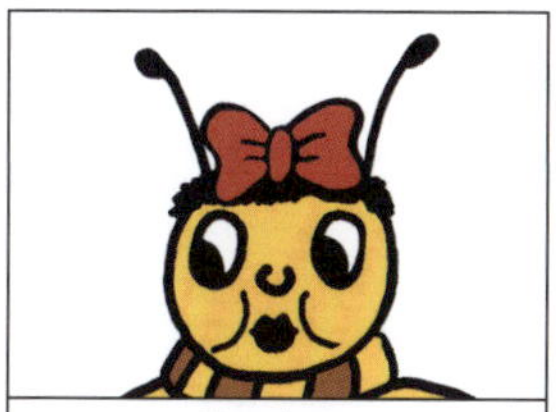
Backen aufblasen

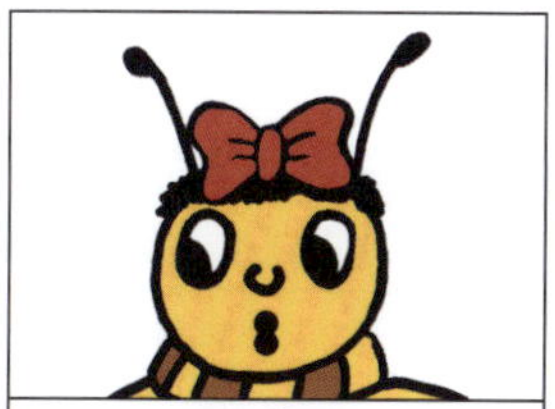
Backen zusammenziehen

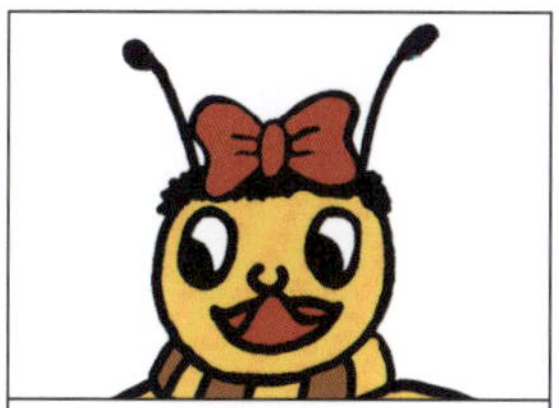
Zunge zur Nase

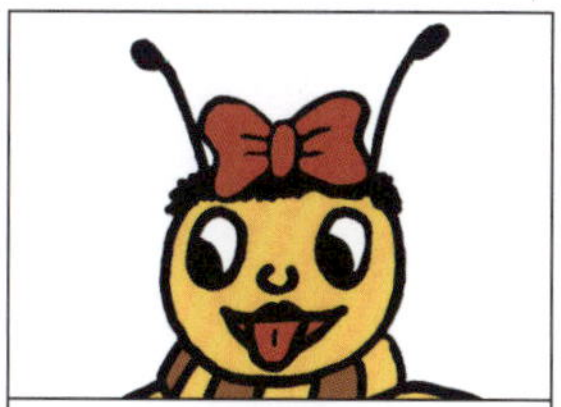
Zunge zum Kinn

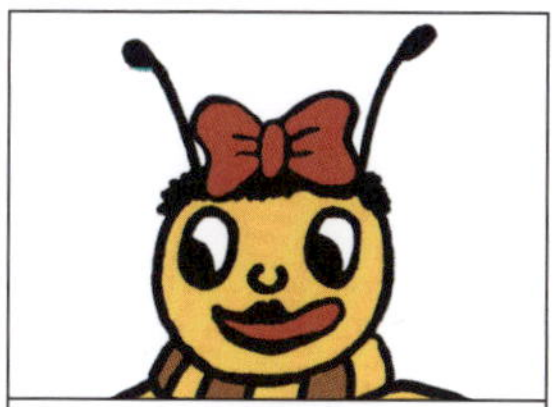
Zunge zum rechten Ohr

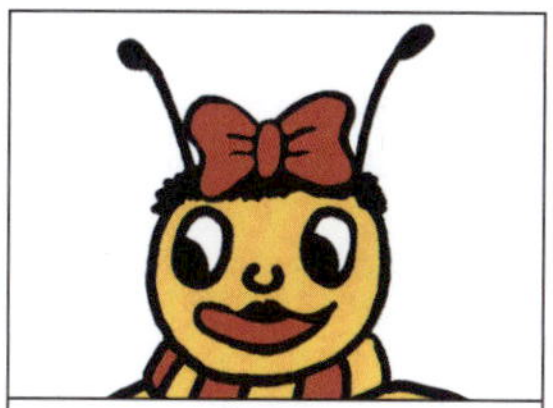
Zunge zum linken Ohr

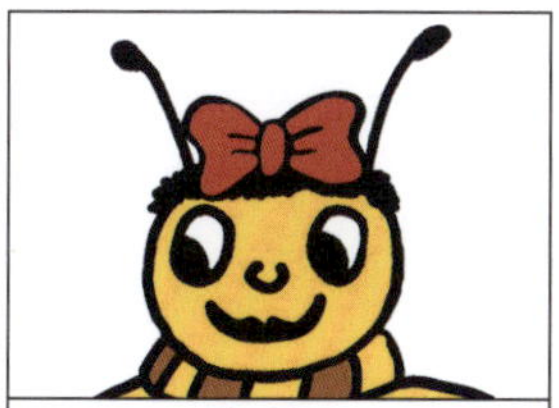
Zunge im Mund lassen

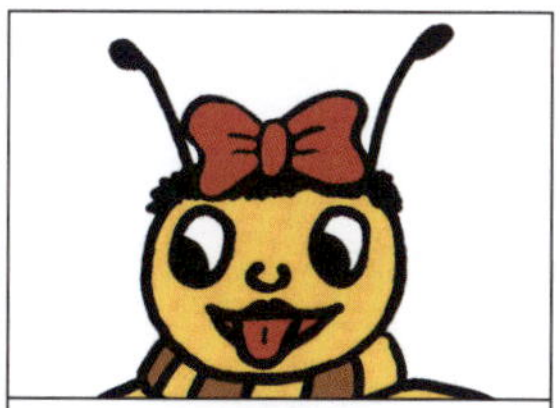
Zunge weit herausstrecken

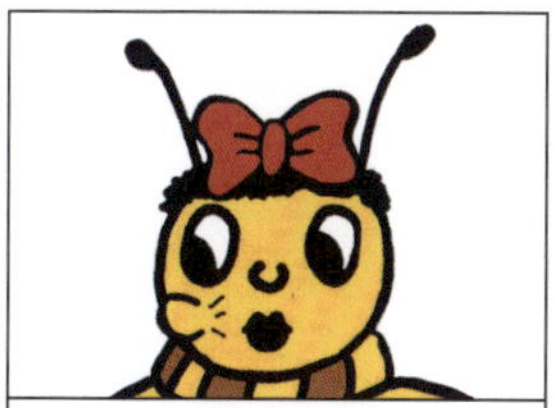
Zunge in die linke Backe bohren

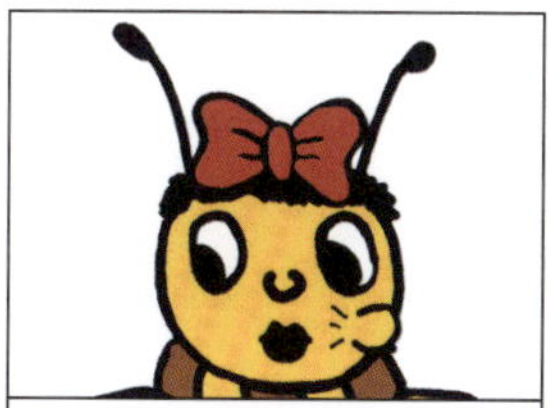
Zunge in die rechte Backe bohren

Übungsziel

Lautvorbereitung über mundmotorische Übungen. Für die Bildung des **S** braucht die mundmotorische Muskulatur eine hohe Spannung.

Bienenspiel

Übungsanleitung

Wir spielen nun ein Würfelspiel. Dafür brauchst du einen Farbwürfel. Es wird reihum gewürfelt und über das Spielfeld gezogen. Immer wenn man auf Sumsi kommt, muss man summen wie eine Biene **ssss**. Wer das gut gemacht hat, darf ein Feld vor, wer es nicht kann, bleibt einfach stehen. Sieger ist, wer als erster im Bienenkorb ist.

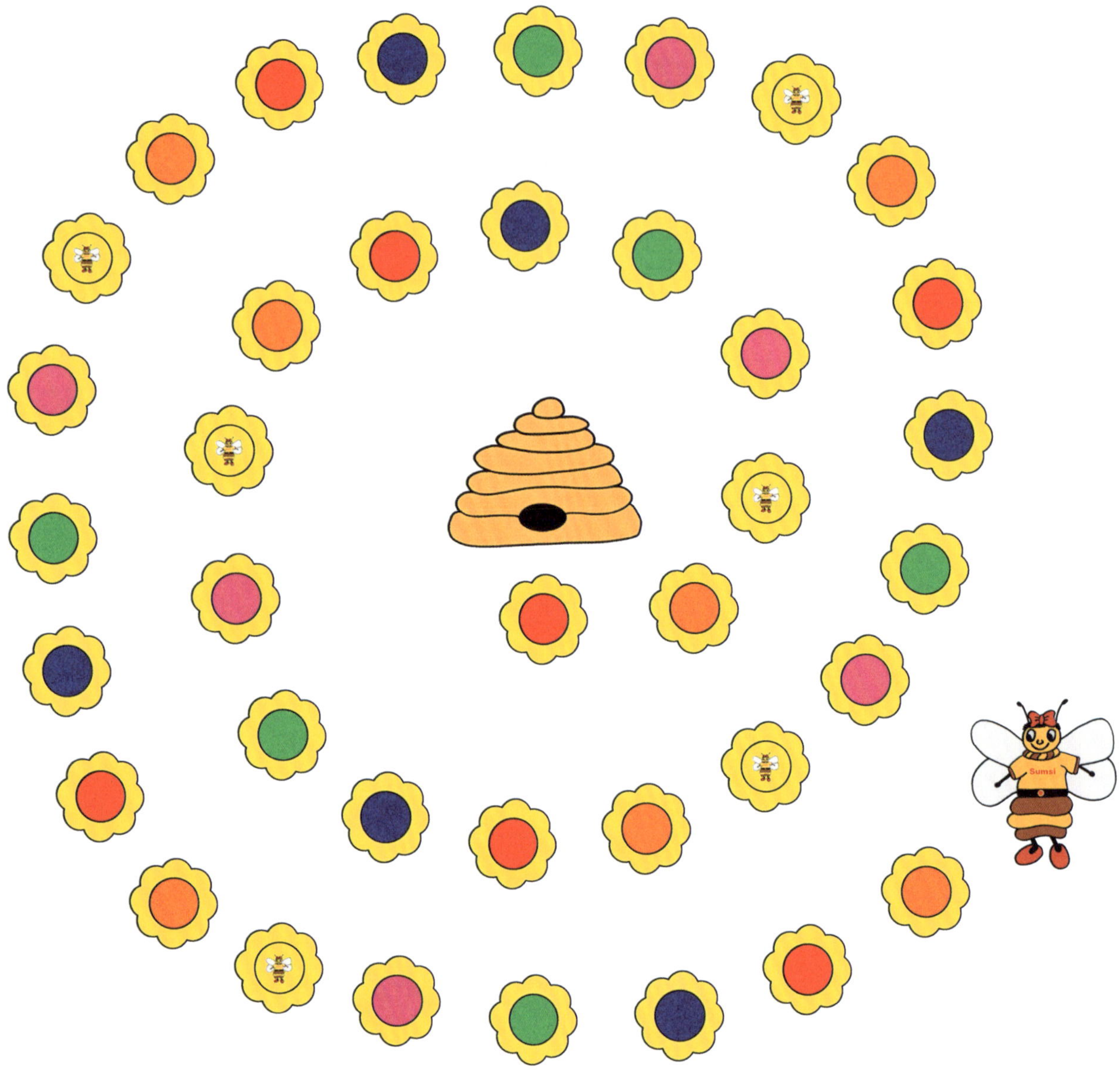

Übungsziel

Ziel dieser Übung ist die Lautstabilisierung auf Lautebene. Auf die korrekte Lautbildung wird in diesem Spiel nur beim Nachahmen des Summens der Biene geachtet.

Honig sammeln

Übungsanleitung

Für dieses Spiel brauchst du einen Farbwürfel. Sumsi soll heute Honig sammeln. Hierfür fliegt sie zu verschiedenen Blümchen. Die Blümchen heißen a, e, i, o, u und ei. Bitte würfle mit einem Farbwürfel und fahre mit einem Stift Sumsis Flug zu den Blumen nach und sagst dabei laut die jeweilige Silbe, also **Sssssa, ssssse, ssssi, sssso, ssssu** oder **sssssei.**

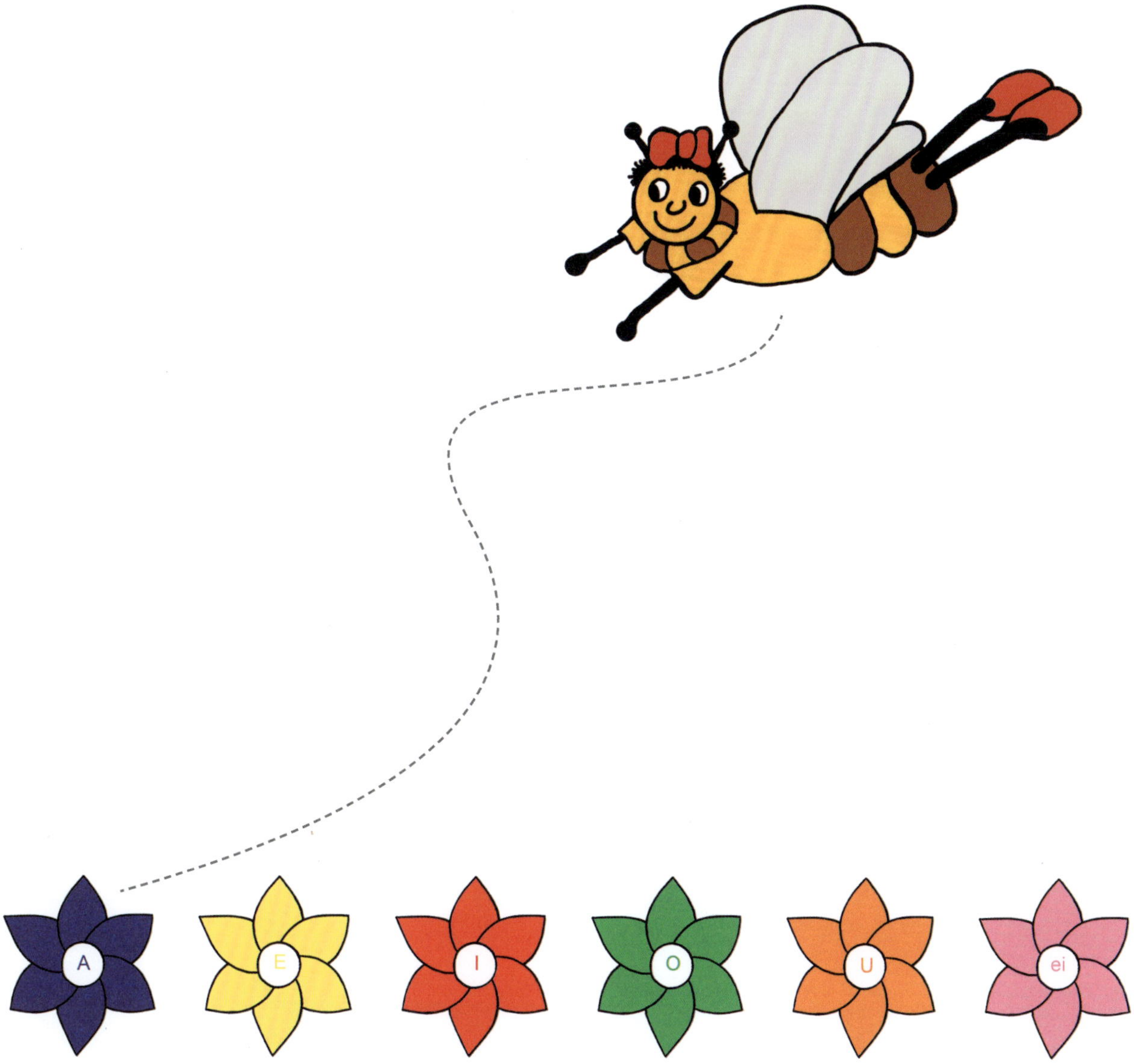

Übungsziel

Lautstabilisierung des Lautes auf Silbenebene.

Bienenlied

Übungsanleitung

Wir singen jetzt ein Lied.

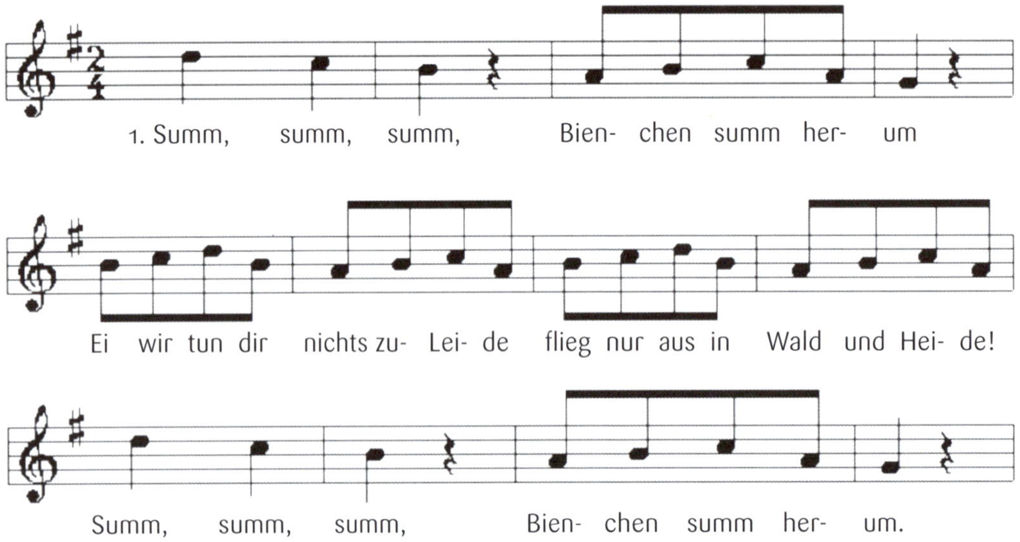

Summ, summ, summ

1. Summ, summ, summ!
   Bienchen summ herum!
   Ei, wir tun dir nichts zu leide,
   Flieg nur aus in Wald und Heide!
   Summ, summ, summ!
   Bienchen summ herum!

2. Summ, summ, summ!
   Bienchen summ herum!
   Such in Blüten, such in Blümchen
   Dir ein Tröpfchen, dir ein Krümchen
   Summ, summ, summ!
   Bienchen summ herum!

3. Summ, summ, summ!
   Bienchen summ herum!
   Kehre heim mit reicher Habe,
   Bau uns manche volle Wabe,
   Summ, summ, summ!
   Bienchen summ herum!

Text: Hoffmann von Fallersleben

Übungsziel

Stabilisierung des Lautes **S** auf Silbenebene.
Achten Sie dabei nur auf die korrekte Bildung des Lautes **S** beim „summ“.

S-Anlaut-Bilder

Übungsanleitung

Schneide die Kärtchen der Vorlage A aus und anschließend die beiden Bildtafeln B und C. Jeder Spieler bekommt eine Bildtafel. Die Kärtchen werden nun gemischt und in einem Stapel verdeckt auf den Tisch gelegt. Reihum darf nun ein Kärtchen vom Stapel umgedreht werden. Der Spieler, der ein Bild von seiner Tafel entdeckt, ruft schnell, was auf dem Bildchen zu sehen ist. Sieger ist der Mitspieler, der als Erster seine Bildtafel füllen kann.

A

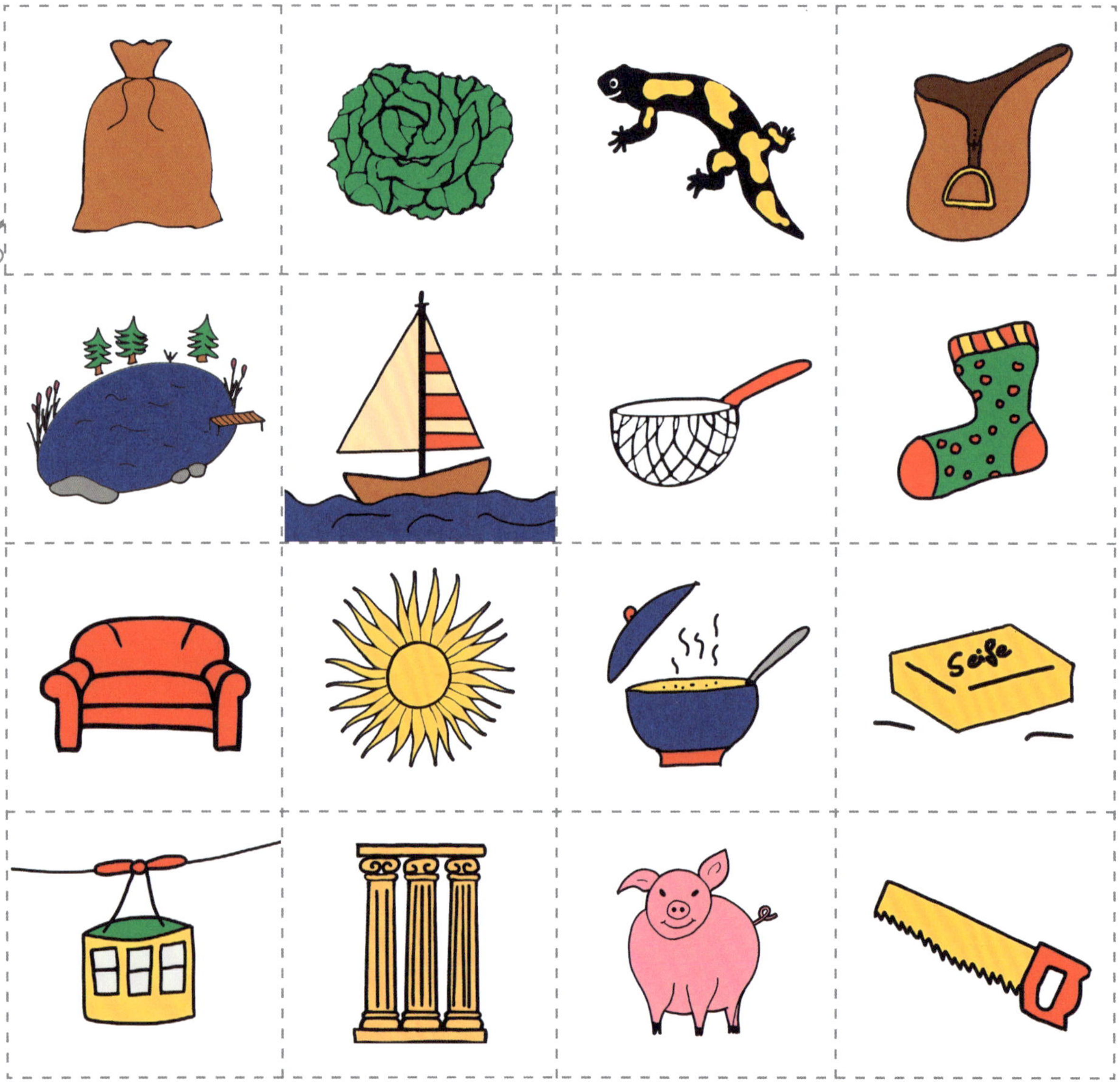

Übungsziel

Stabilisierung des Lautes **S** auf Wortebene im Anlaut.
Übungsworte: Sack, Salat, Salamander, Sattel, See, Segelschiff, Sieb, Socke, Sofa, Sonne, Suppe, Seife, Seilbahn, Säule, Sau, Säge

B

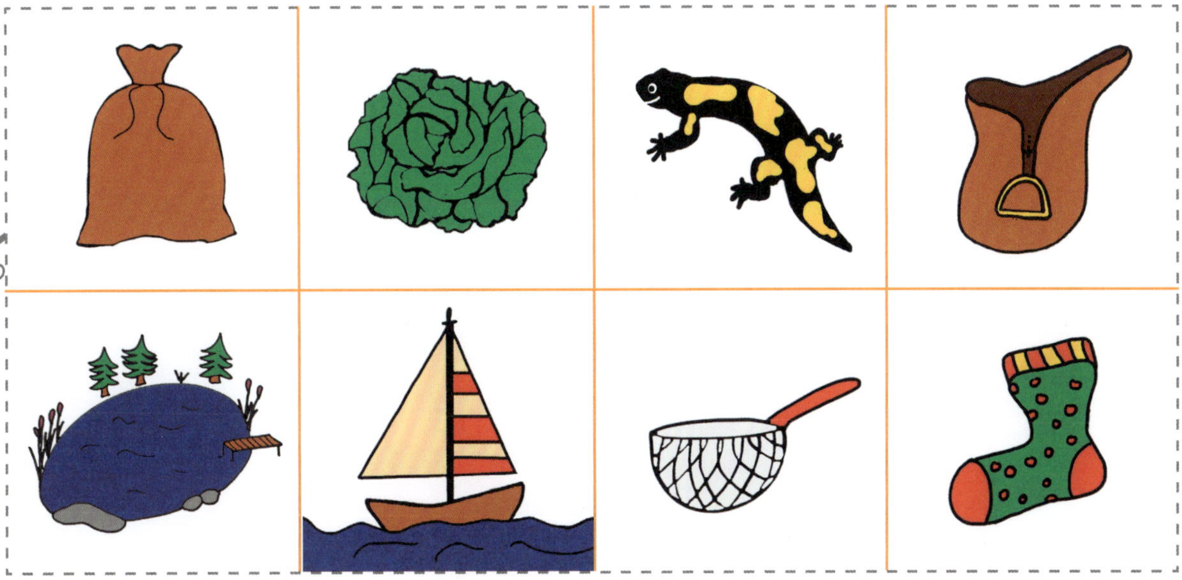

C

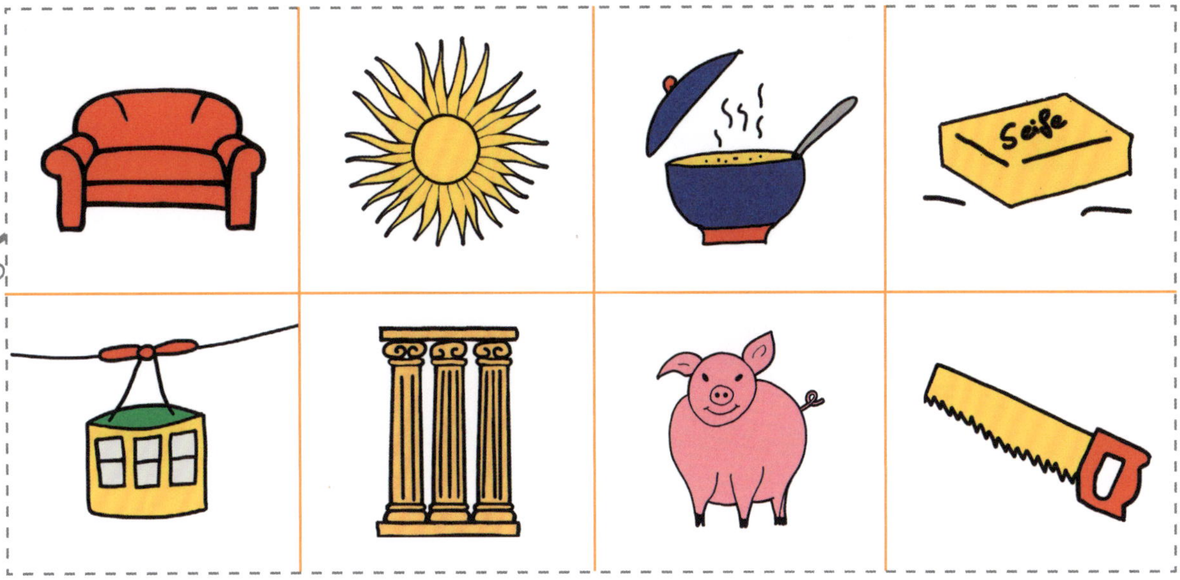

Sechs oder sieben?
Lückentext

Übungsanleitung

Sag mir, was in die Lücken kommt: **sechs** oder **sieben**?

Schneewittchen und die ____ Zwerge,
wohnen hinter den ____ Bergen.

Morgens früh um ____ kocht die kleine Hex.
Morgens früh um ____ schabt sie gelbe Rüben.

Die höchste Zahl auf dem Würfel ist die ____.
Es gibt keine ____.

Es gibt das Märchen von den ____ Raben,
und das von den ____ Schwaben.

Das tapfere Schneiderlein erschlägt ____ Fliegen
auf einen Streich.

Nach ____ kommt die ____
und vor ____ kommt die ____.

Übungsziel

Stabilisierung des Lautes **S** auf Wortebene.
Hier können Sie sich weitere Sätze ausdenken.

Sumsi am See Suchbild

Übungsanleitung

Nenne alle Dinge, die auf dem Bild unten fehlen.

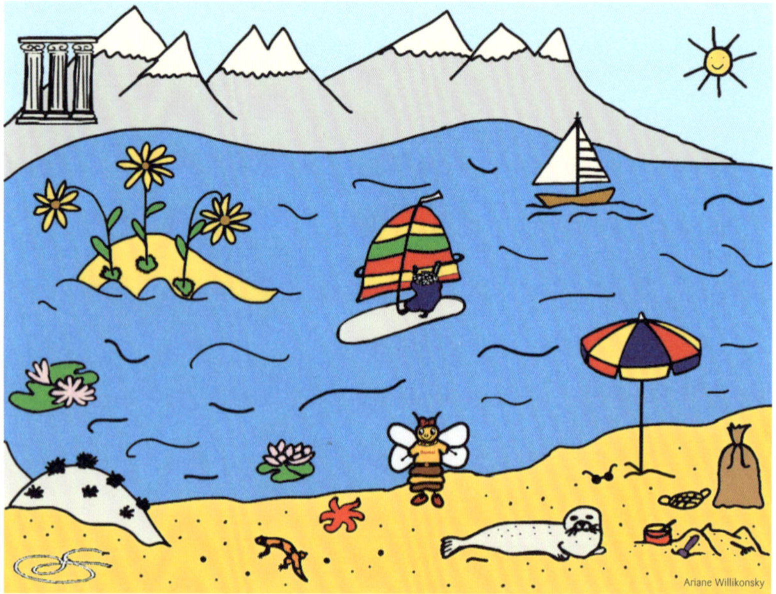

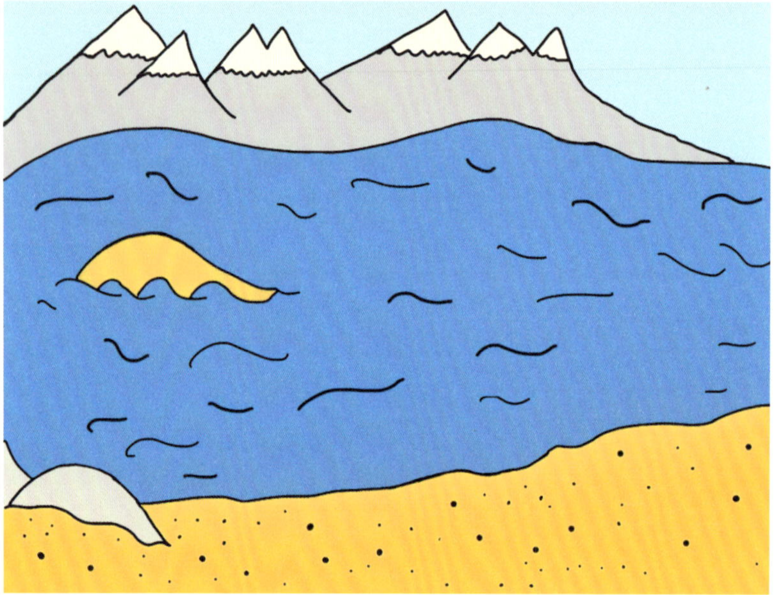

Übungsziel

Stabilisierung des Lautes **S** auf Wortebene im Anlaut.
Übungsworte: Säulen, Sonne, Sonnenblumen, Surfer, Surfbrett, Segelboot, Seerose, Seeigel, Seil, Salamander, Seestern, Sumsi, Seehund, Sonnenbrille, Sonneschirm, Sieb, Sack, Sandeimer, Sandschaufel

Süß oder sauer?

Übungsanleitung

In diesem Spiel geht es um die Frage, welche Lebensmittel süß und welche sauer sind.
Ich lese dir folgende Worte vor, und du rufst immer laut: **„süß“** oder **„sauer“.**

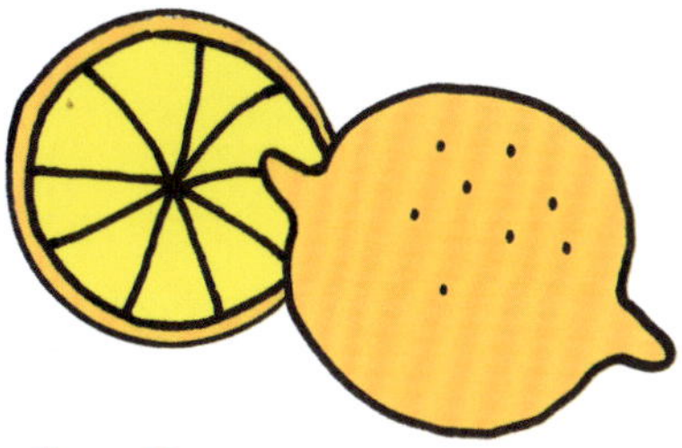

Zitrone
Kuchen
Eis
Essig
Brause
Pudding
Senfgurken
Johannisbeeren
Schokolade

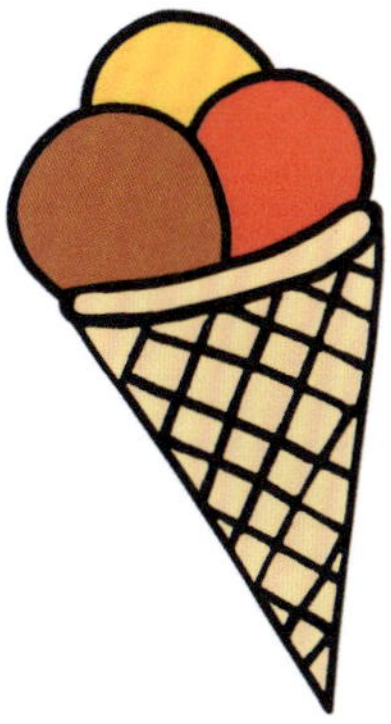

Übungsziel

Stabilisierung des Lautes **S** auf Wortebene.
Der Spielleiter kann sich viele weitere Worte ausdenken.

Papagei
S-Übungsworte

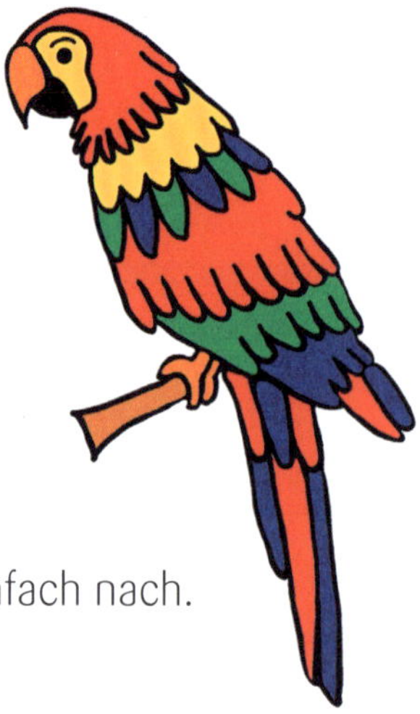

Übungsanleitung

Ich lese dir nun Worte vor und du bist der Papagei und sprichst sie mir einfach nach.

A

Saal, Saat, Sage, Sahne, Samen, Sache, Sack, Safran, Saft, Salamander, Salami, Salat, Salbe, Salbei, Samariter, Sand, Sandale, Sardelle, Sattel, Sattler

E

See, Seemann, Seele, Segel, Segen, Sehne, Sekunde, Semmel, Sender, Senf, September

I

Sieb, Siedlung, Sieg, Siegel, Sieger, Sirup, Sichel, Silbe, Silber, Sinn, Sippe, Sitte, Sittich

O

Soda, Sofa, Sohle, Sohn, Sockel, Socken, Sold, Soldat, Sommer, Sonde, Sonne, Sonntag, Sorge, Sorte

U

Suche, Sudan, Sultan, Susi, Suppe

Ä

Säbel, Säcke, Säge, Sänfte, Sänger

Ö

Söhne, Söldner

Ü

Süden, Südpol, Sühne, Sünde, Süppchen

Ei

Seide, Seife, Seil, Seite

EU/ÄU

Säugetier, Säugling, Säule, Säure, Seuche, Seufzer

AU

Sauerkraut, Saum, Sauna, Sauberkeit, Saugnapf

Übungsziel

Stabilisierung des Lautes **S** auf Wortebene im Anlaut. Die Kinder sollen die Worte korrekt wiederholen. Schulkinder können die Worte natürlich selbst lesen.

Schau genau, denn ich klau!

Übungsanleitung

Die Kärtchen werden offen auf den Tisch gelegt. Der Spieler, der an der Reihe ist macht die Augen zu, ein Mitspieler nimmt nun ein Kärtchen vom Tisch.
Der Spieler muss nun erkennen, welches Kärtchen fehlt, hat er es richtig erraten, darf er es an sich nehmen. Sieger ist, wer zum Schluss die meisten Kärtchen hat.

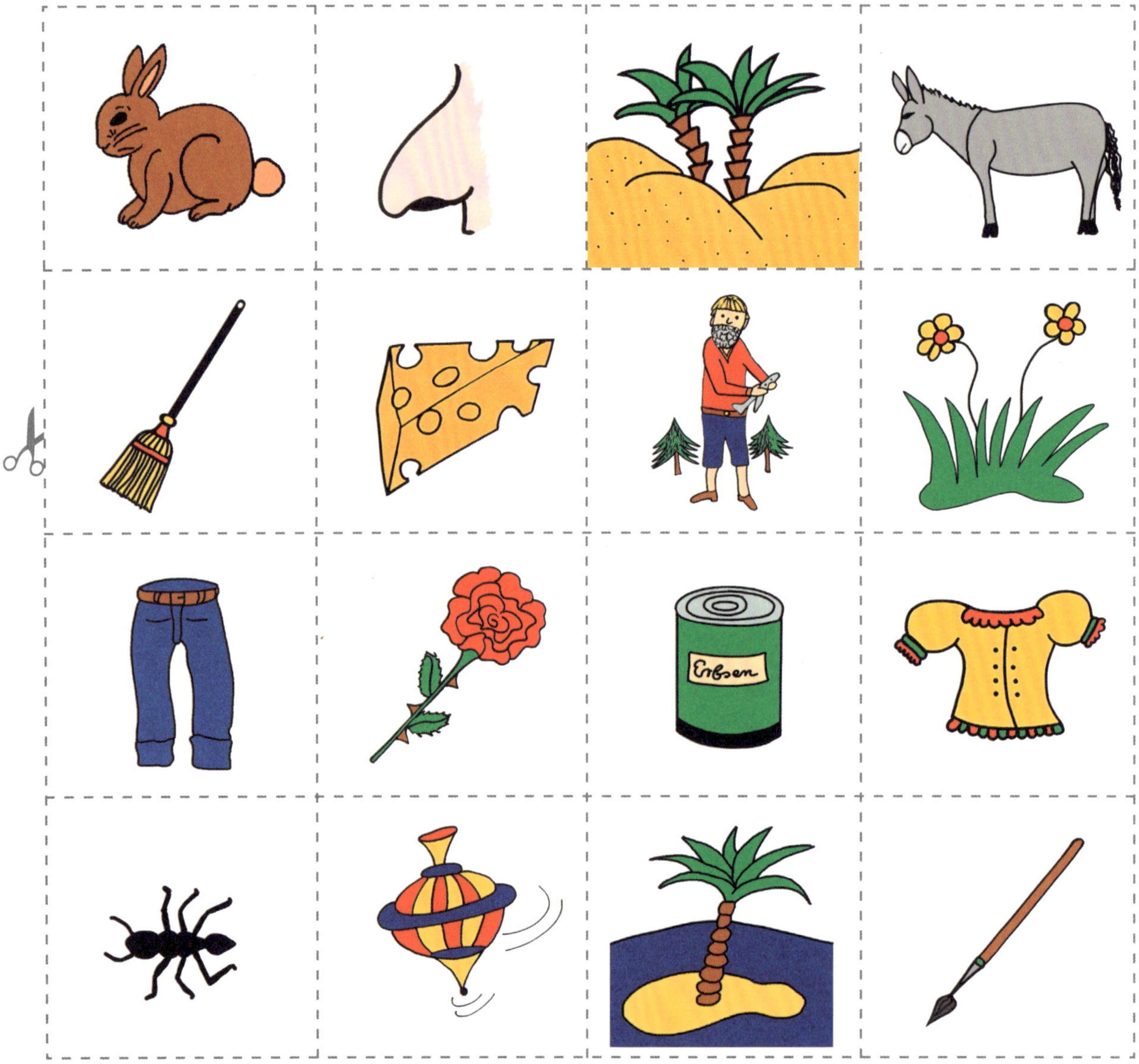

Übungsziel

Stabilisierung des Lautes **S** auf Wortebene im Inlaut.
Übungsworte: Hase, Nase, Oase, Esel, Besen, Käse, Riese, Wiese, Hose, Rose, Dose, Bluse, Ameise, Kreisel, Insel, Pinsel

Wörterangeln

Übungsanleitung

Schneide die folgenden Bildkarten aus und befestige an jeder Bildkarte eine Büroklammer. Nun können die **S**-Worte mit einem Magneten geangelt werden.

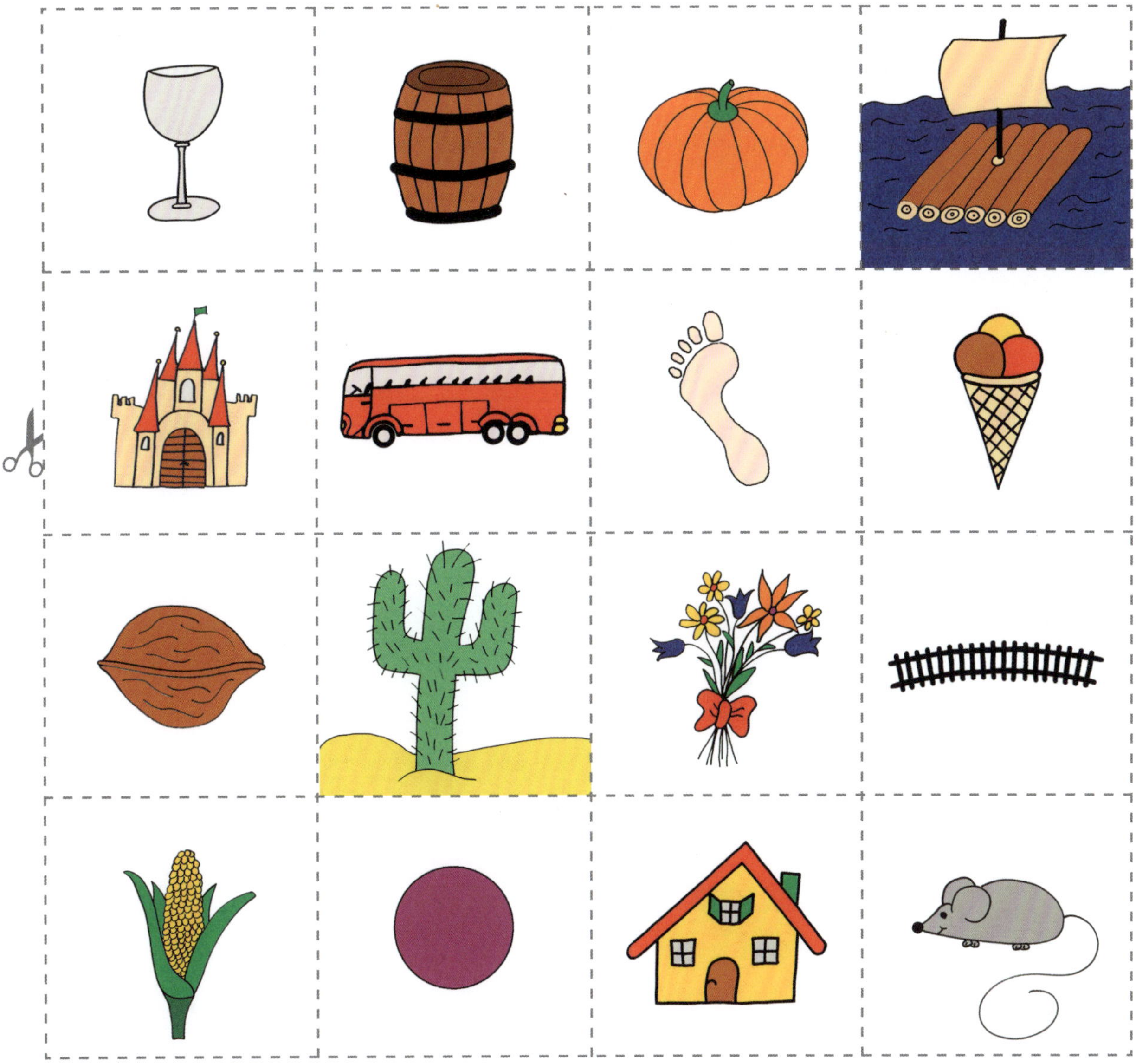

Übungsziel

Stabilisierung des Lautes **S** auf Wortebene im Auslaut.
Übungsworte: Glas, Fass, Kürbis, Floß, Schloss, Bus, Fuß, Eis, Nuss, Kaktus, Strauß, Gleis, Mais, Kreis, Haus, Maus

Papagei
S-Übungssätze

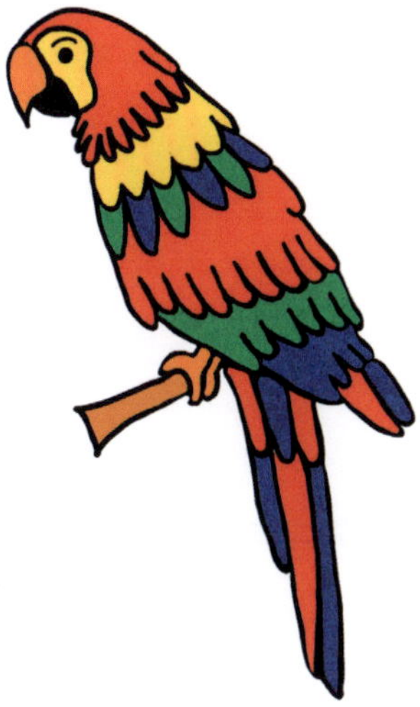

Übungsanleitung

Nun bist du noch einmal der Papagei.
Ich sage dir immer einen Satz, und du sprichst ihn einfach nach.

Susi, sag mal saure Sahne!
Sonja sitzt in der Sommersonne.
Sieben Sänger singen lustige Songs.
Sabine isst Salzstangen.
So, so sagte Sindbad der Seeräuber.
Sechsundsechzig Seeräuber sitzen im Sand.
Satz mit X, war wohl nix!
Sieben mal sieben, gibt feinen Sand.
Sibylle hat lustige Sommersprossen.
Semmeln, Salami, Sachertorte, Sahne und Senfsoße sind Speisen.
Sechs Salamander sonnen sich im Sand.
Sophias Sachen sind im Sumpf versunken.
Samson sucht seine sieben Sachen.
Susanne säubert den sandigen Salat.
Socken in Sandalen sind unpassend.
Sultan Sansibar singt im silbernen Saal.
Sabine mag Soßen mit Sardellen und Sardinen.
Sacht sinkt die Sonne in den See.
Sämtliche Semmeln sind mit Senf.
Sindbad kauft Safran, Salbei und Seide.
Der Sockel der Säule sinkt.

Übungsziel

Stabilisierung des Lautes **S** auf Satzebene.

Was kommt in die Kiste?

Übungsanleitung

Verbinde all die Dinge, die ein /st/ enthalten mit der Kiste.
Dabei sagst du immer einen Satz. Z.B.: „Die Kastanie kommt in die Kiste“.

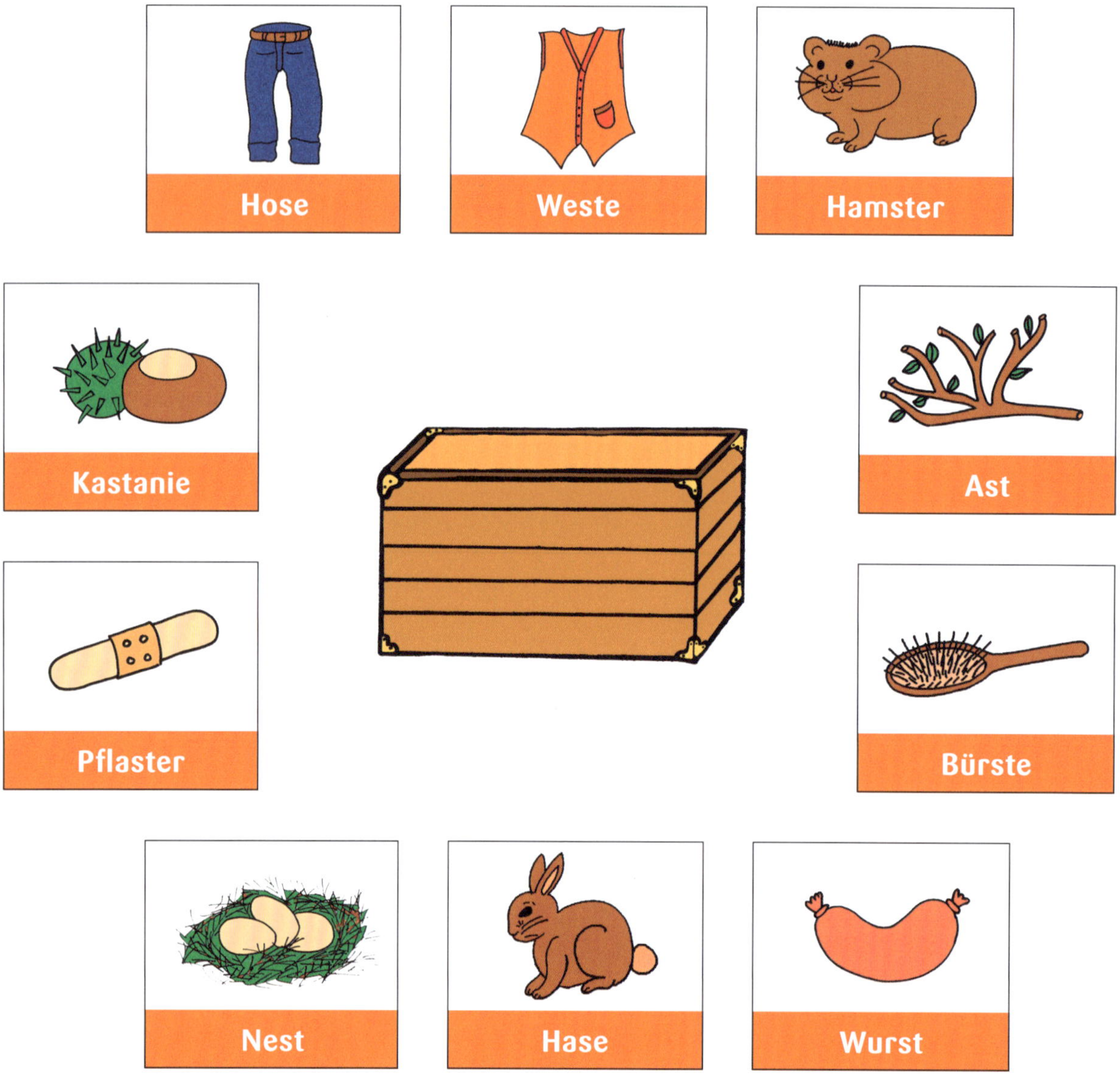

Übungsziel

Stabilisierung der Lautverbindung /st/ auf Satzebene.
Übungsworte: Kiste, Kastanie, Weste, Hamster, Ast, Pflaster, Nest, Wurst, Bürste

Zirkuszelt

Übungsanleitung

Das Zirkuszelt soll bunt werden. Du kannst es in deinen Lieblingsfarben anmalen. Bitte sage dabei immer einen Satz. Z.B: „Ich male das Zirkuszelt rot an …“ usw.

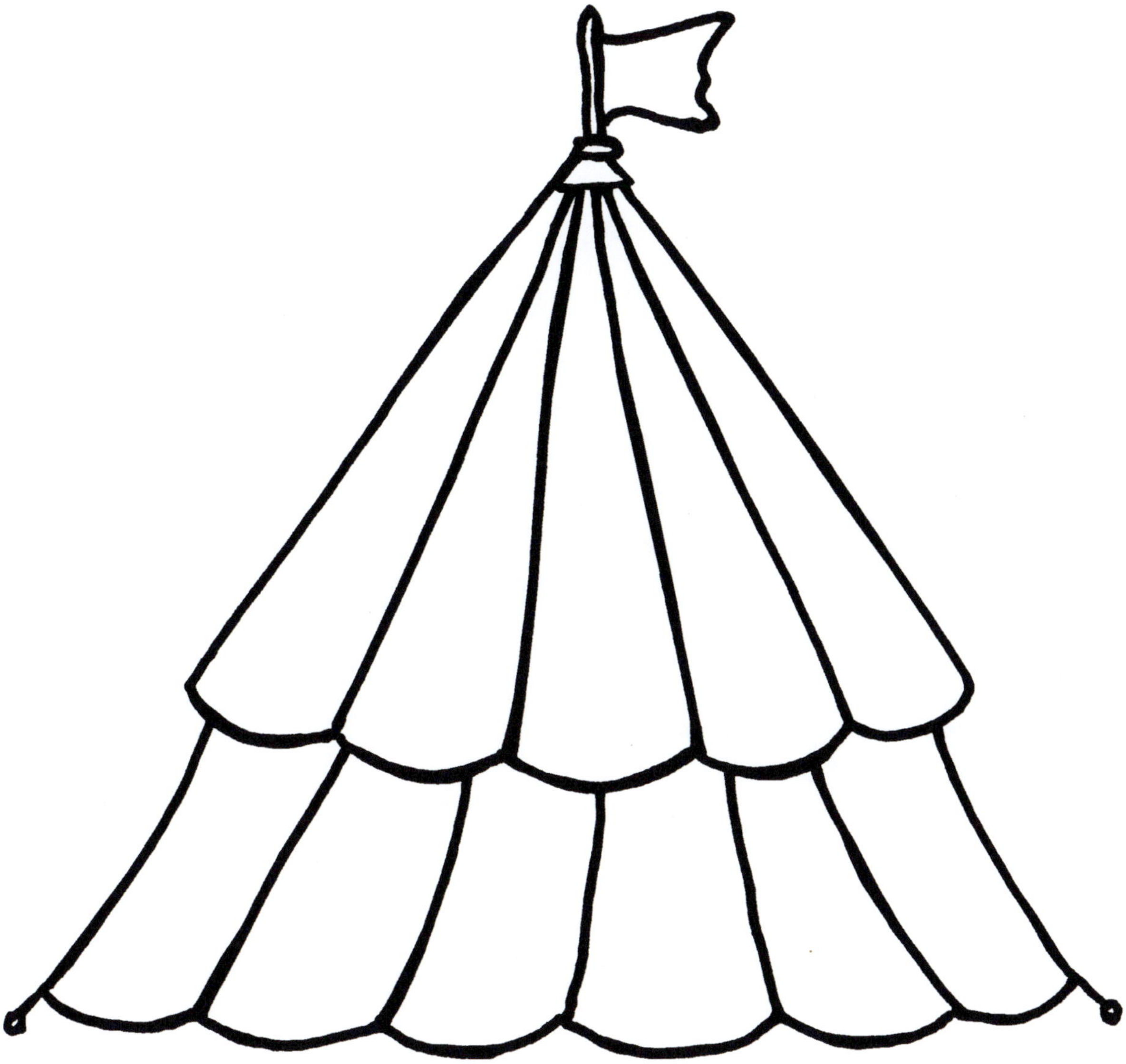

Übungsziel

Stabilisierung des Lautes **S** in der Lautverbindung /ts/ auf Satzebene.

Max und Moritz

Übungsanleitung

Bitte male Max und Moritz bunt an und sage dabei immer einen Satz.
Z.B: „Ich male Max Haare schwarz an.“

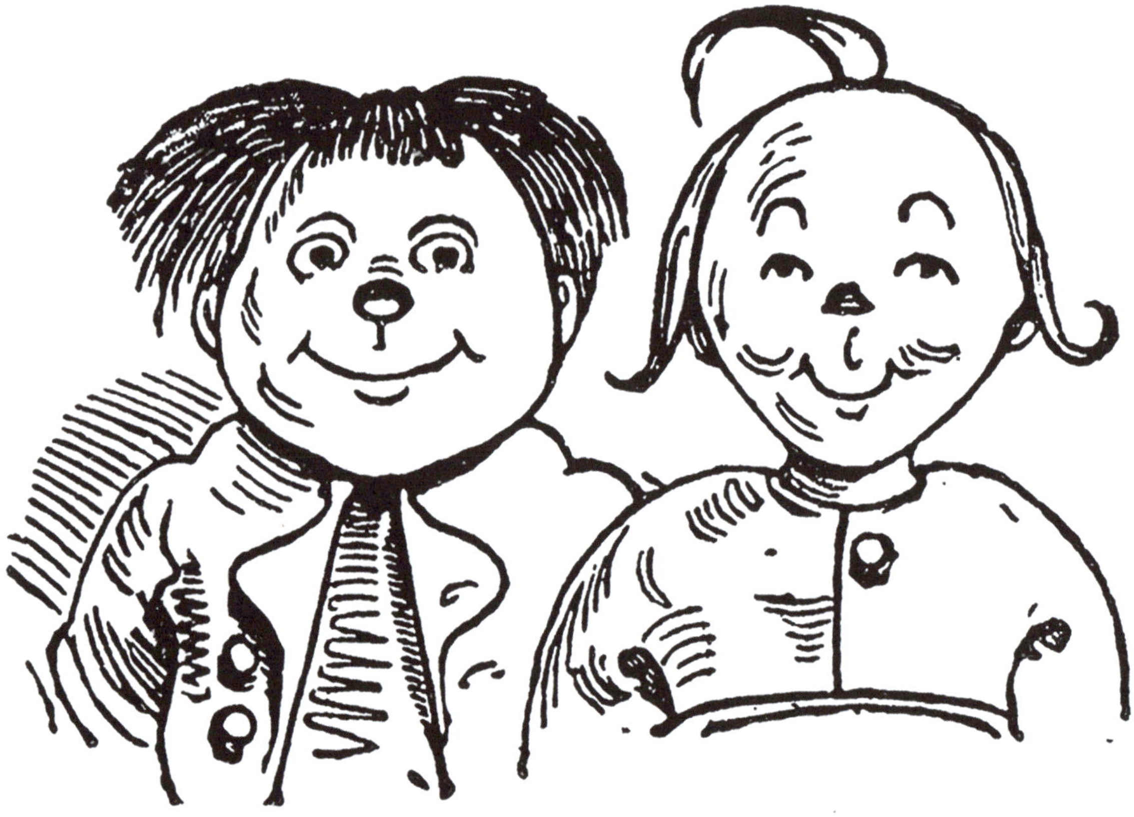

Übungsziel

Stabilisierung der Lautverbindungen /ks/ und /ts/.

Kuckuckslied

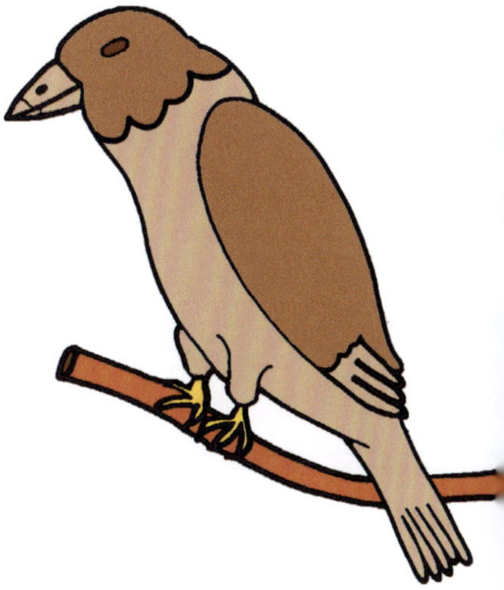

Übungsanleitung

Wir lernen nun ein neues Lied. Zunächst den Refrain:
sim – salabim – bamba – saladu – saladim

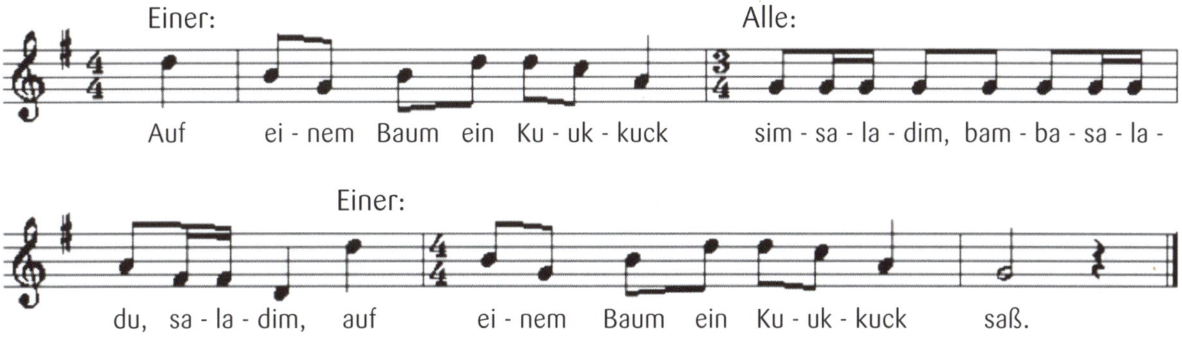

Auf einem Baum ein Kuckuck saß

1. Auf einem Baum ein Kuckuck
   sim saladim bamba saladu saladim,
   auf einem Baum ein Kuckuck saß.
2. Da kam ein junger Jägers
   sim saladim bamba saladu saladim,
   da kam ein junger Jägersmann.
3. Der schoss den armen Kuckucksim
   saladim bamba saladu saladim,
   der schoss den armen Kuckuck tot.
4. Und als ein Jahr vergangen
   sim saladim bamba saladu saladim,
   und als ein Jahr vergangen war,
5. da war der Kuckuck wieder
   sim saladim bamba saladu saladim,
   da war der Kuckuck wieder da.
6. Da freuten sich die Leute
   sim saladim bamba saladu saladim,
   da freuten sich die Leute sehr.

Ludwig Erk

Übungsziel

Stabilisierung des Lautes **S** im Anlaut, Inlaut und Auslaut auf Satzebene.
Bevor das ganze Lied gesungen wird, sollte der Refrain gut sitzen.

S-Lesetext

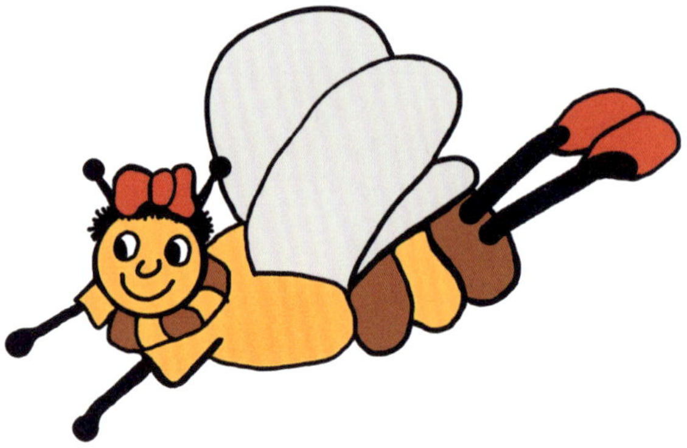

Übungsanleitung

Bitte lese den folgenden Text vor.

SUMSIS AUSFLUG

Es war ein heißer Sonntag in den Sommerferien, an dem Sumsi einen Ausflug zu Ihrer Großmutter auf die große Wiese am See machen durfte. Sie hatte in ihren kleinen Rucksack eine Semmel mit Salami und ein bisschen Saft gepackt, damit sie auf der Reise eine Pause machen konnte. Zudem hatte sie einen kleinen Sack dabei. Darin waren ein Sandeimer, eine Sandschaufel und Sandförmchen, weil Sumsi so gerne im Sand spielte sowie eine Badhose, denn Sumsi wollte auch gerne im See baden. Los gings. SSSSSSSS Sumsi flog so schnell wie ein Düsenjäger, denn sie wollte ganz schnell da sein und es war ja auch so heiß! Es ging vorbei an den großen Sonnenblumen, über den reißenden Fluss. Dort machte sie eine kleine Pause auf einem Seerosenblatt, aß ein kleines Stück von der Salamisemmel und trank ein Schlückchen Saft. Dann gings weiter SSSSSS. Von weitem sah sie schon das kleine Haus ihrer Großmutter, gleich unter dem Nest der Elster hing der sonnengelbe Bienenkorb. Oh gab das ein Hallo als Sumsi ankam. Die Großmutter packte gleich einen Sonnenschirm, Sonnenbrille und Sonnecreme ein, denn sie liebte den Sommer zwar auch, aber sie wollte keinen Sonnenbrand kriegen. Gemeinsam flogen sie dann weiter zum See, denn auch die Großmutter war froh, sich bei dieser Hitze ein wenig abkühlen zu können. Sie packten ihre sieben Sachen aus und sonnten sich auf der Wiese zwischen den Rosen, zwischendurch plantschten sie im Wasser, flogen zur Insel oder den Segelbooten oder sie sandelten am Sandufer und sie aßen sogar ein großes Zitroneneis mit süßer Sahne. Was für ein traumhafter Tag, den würde Sumsi lange nicht vergessen.

Übungsziel

Schulkinder können den Text selbst lesen und dabei auf die korrekte Lautbildung achten. Für Kinder im Vorschulalter eignet er sich zur Lautwahrnehmung (siehe Übung „Sindbad der Seefahrer“).

Ich sehe was, was du nicht siehst!

Übungsanleitung

Ein Spieler, sieht sich im Raum nach einem Gegenstand um, den er jedoch nicht verrät. Er sagt: „Ich sehe was, was du nicht siehst (was ihr nicht seht) und das ist blau, gelb etc. „Alle anderen dürfen nun raten, was der Spieler wohl meinen könnte. Der Spieler antwortet immer nur mit „ja“ oder „nein“. Wer den Gegenstand erraten hat, ist als nächster dran und darf sich einen neuen aussuchen.

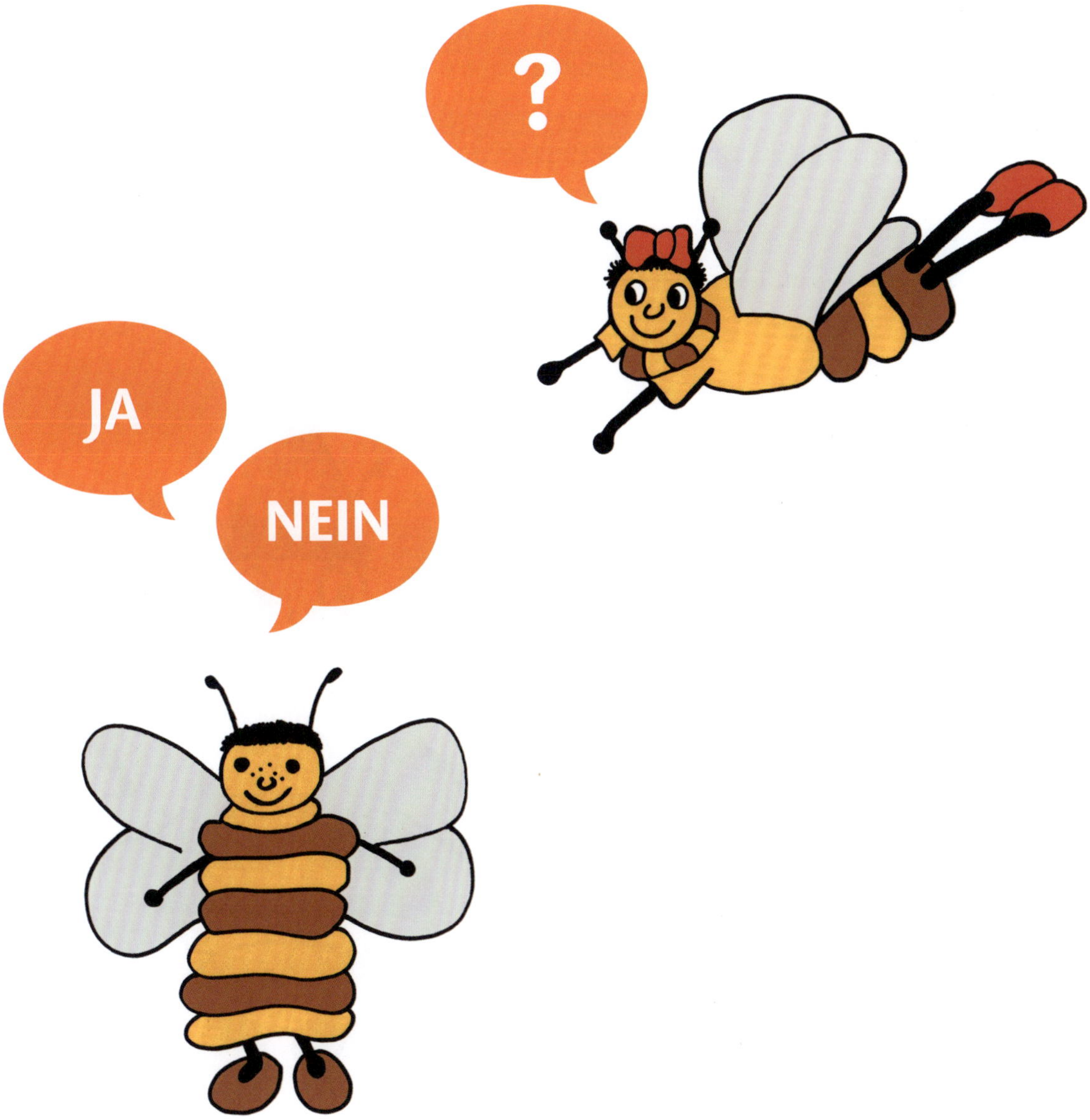

Übungsziel

Stabilisierung des Lautes **S** in der gelenkten Rede.

Sumsi zaubert

Übungsanleitung

Reihum darf jeder Spieler einen Gegenstand „herzaubern“. Bedingung ist, dass dieser Gegenstand mit einem S oder Z beginnt. Der erste Spieler beginnt zum Beispiel mit dem Satz: „Ich bin ein Zauberer und zaubere mir ein Zebra her.“ Der nächste Spieler wiederholt den Satz und fügt etwas hinzu: „Ich bin ein Zauberer und zaubere mir ein Zebra und eine Sandale her“. Der darauffolgende Mitspieler wiederholt erneut den kompletten Satz und ergänzt ihn: „Ich bin ein Zauberer und zaubere mir ein Zebra, eine Sandale und eine Zimtstange her.“ So geht das Spiel immer weiter. Sagt ein Spieler etwas Falsches oder kommt nicht weiter, scheidet er aus. Sieger ist der Spieler, der als Letzter im Rennen geblieben ist.

Besonders viel Spaß macht das Spiel, wenn sich alle im Vorfeld ein paar lustige Zaubersprüche ausdenken. Hier sind ein paar Vorschläge:
1, 2, 3, 4, 5, 6, hex hex.
Hokus pokus fidibus,dreimal schwarzer Kater.
Zirum Zarum Besenstiel, zaubern ist ein Kinderspiel.
Hokus, pokus,1, 2, 3, das ist große Zauberei.
Safransoße und Salamanderdreck, 1, 2, 3 und du bist weg.

Sprich mit mir den unten stehenden Vers:

Za, ze, zi, zo, zu
und weg bist du!

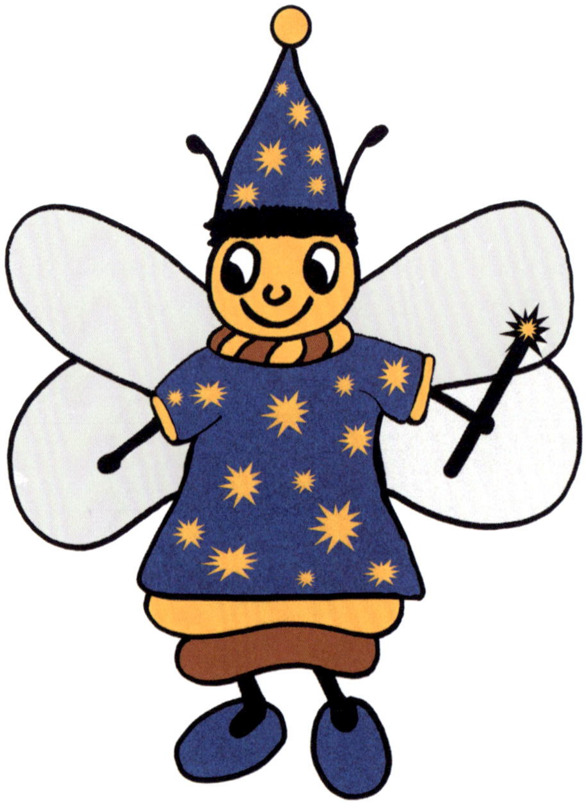

Übungsziel

Stabilisierung der Laute **S** und **Z** in der gelenkten Rede.

Geschichten erzählen

Übungsanleitung

Es wird eine Geschichte vorgelesen. Das Kind wiederholt den Inhalt und achtet dabei auch auf die **S**-Bildung. Möglich ist hier z.B., ein Zeichen zu vereinbaren, wenn der **S**-Laut in dieser Übung falsch ausgesprochen wurde oder zu klingeln/zu buzzern.

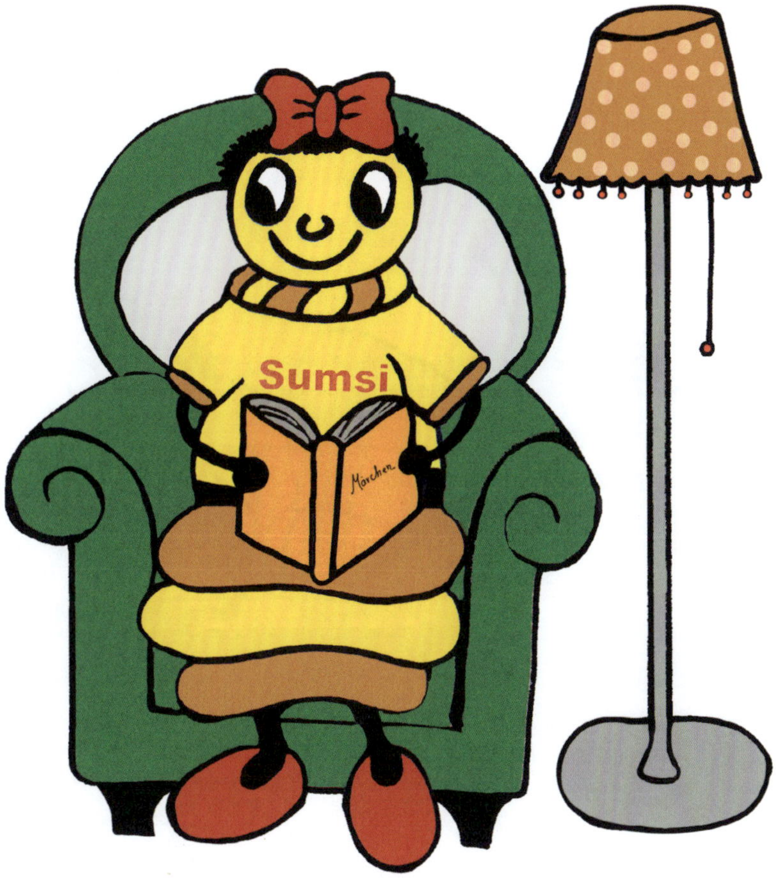

Übungsziel

Transfer in die Spontansprache.
Hinweis: *In einem spontanen Gespräch, sollte niemals korrigiert werden, da dies einen Verlust der Sprechfreude zur Folge haben kann. Wenn aber bei einem bestimmten Spiel oder einer Übung die Korrektur mit dem Kind vereinbart wurde, ist dies kein Problem.*
Übungsvarianten: *Das Kind denkt sich eine Geschichte aus und achtet dabei auf die S-Bildung.*

S-Gespräche

Übungsanleitung

Es wird ein bestimmter Zeitrahmen bestimmt, z.B. beim Frühstück, oder auf dem Weg in den Kindergarten/die Schule, in dem das Kind auf die S-Bildung achtet.

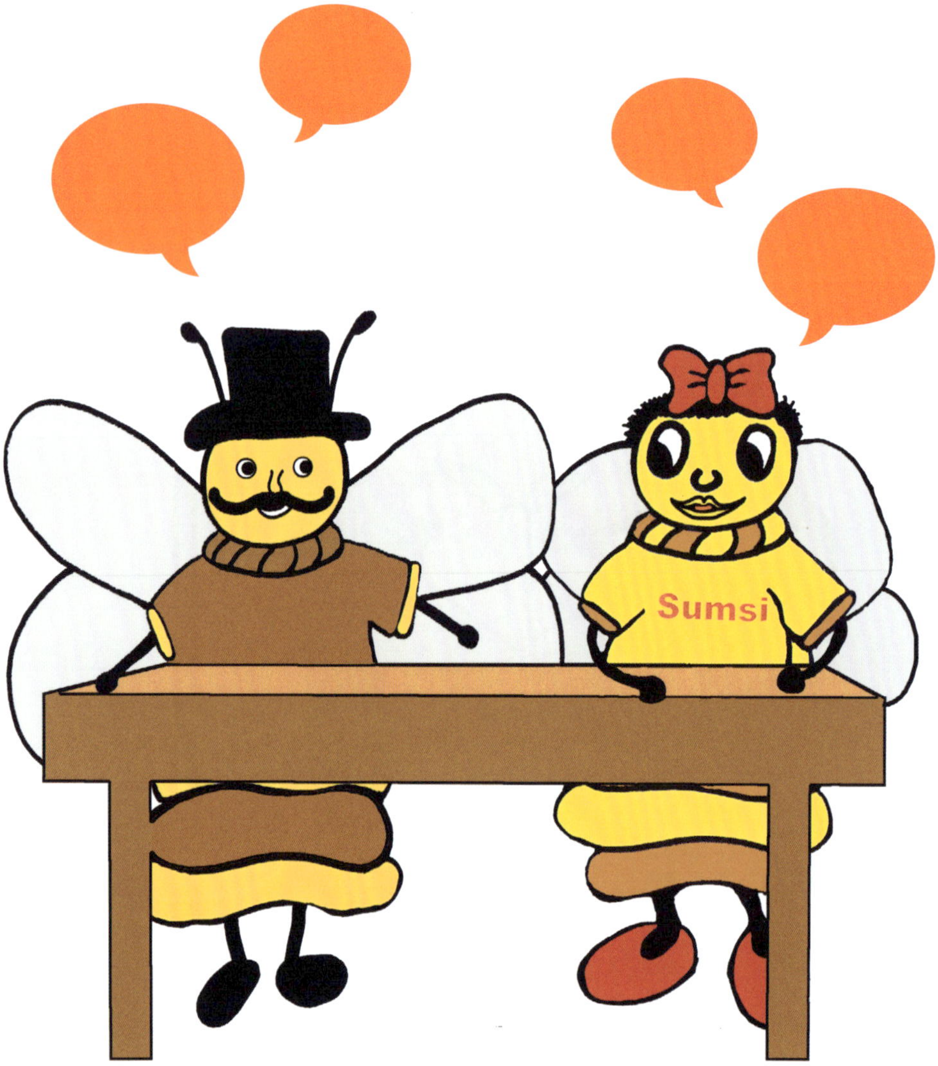

Übungsziel

Stabilisierung der Laute **S** und **Z** in der Spontansprache.

Übungsaufgabe für Zuhause
Das ist Sumsi, das fleißige Bienchen

Übungsanleitung

Sumsi spricht die Bienensprache SSSSS. Male Susi bunt an.

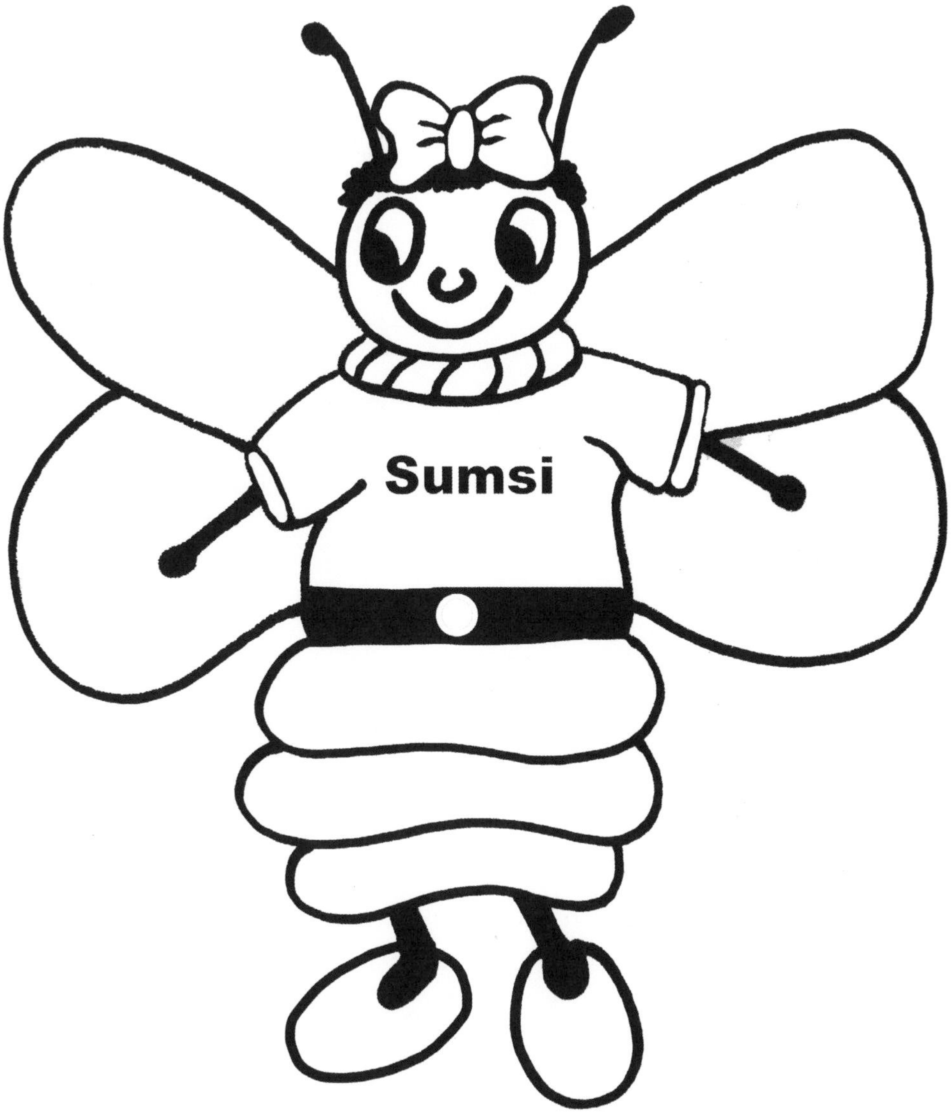

Übungsziel

Kennenlernen des Lautes **S**
Lautebene: **sssssss** · Silbenebene: **Sum-si**
Satzebene: **Das ist Sumsi, das fleißige Bienchen.**

Übungsaufgabe für Zuhause
Sumsi sammelt Honig

Übungsanleitung

Sumsi soll heute Honig sammeln. Hierfür fliegt sie zu verschiedenen Blümchen. Bitte fahre mit einem Stift Sumsis Flug zu den entsprechenden Blumen nach, sage dabei laut die jeweilige Silbe, also sa, se, si, so oder su.

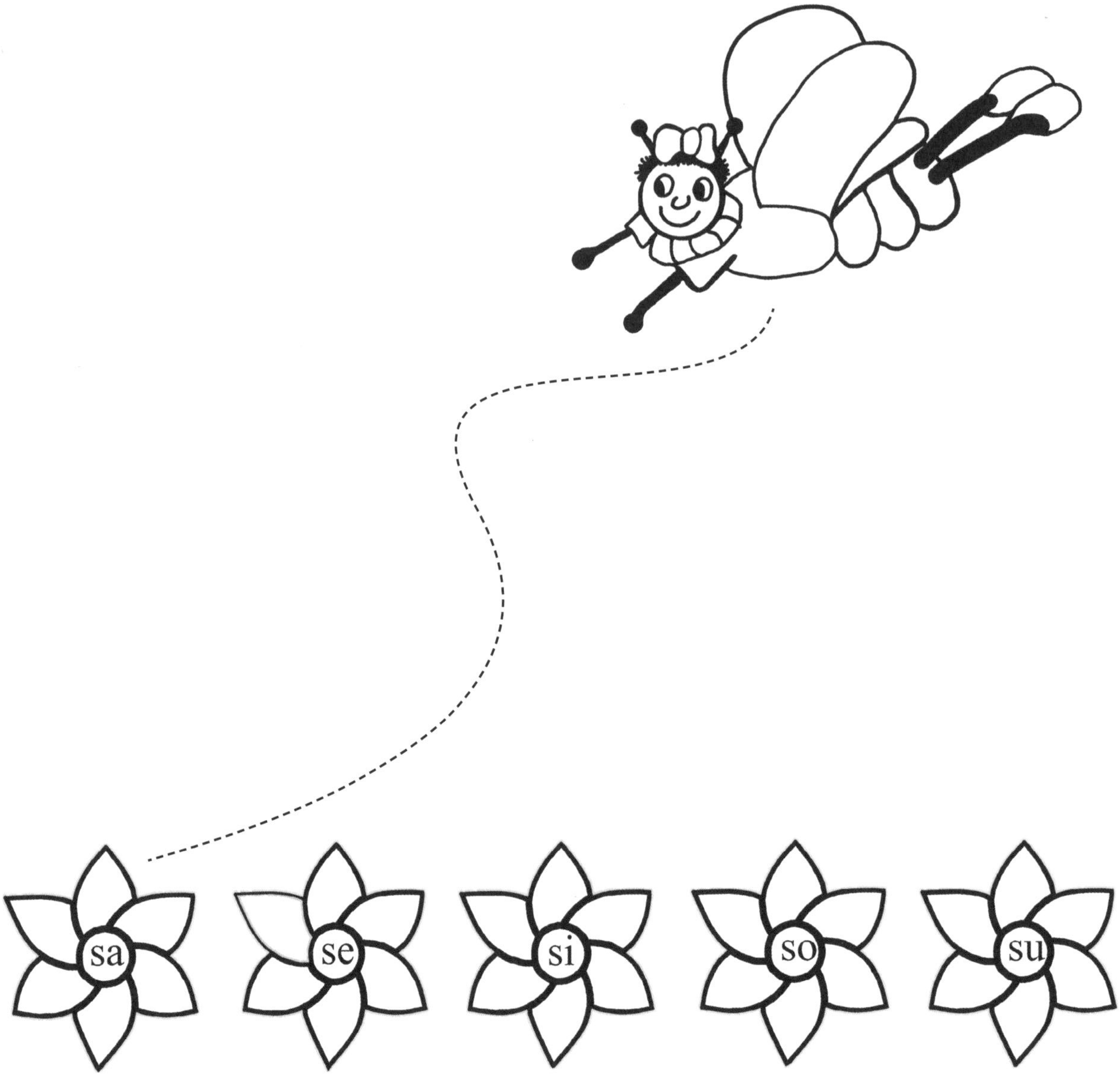

Übungsziel

Stabilisierung des Lautes **S** auf Silbenebene.

Übungsaufgabe für Zuhause
S-Übungsworte

Übungsanleitung

Bitte benenne die folgenden Bilder.

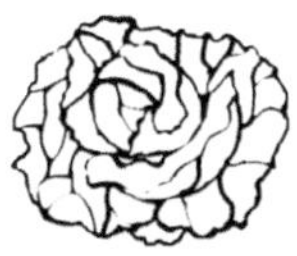
Salat

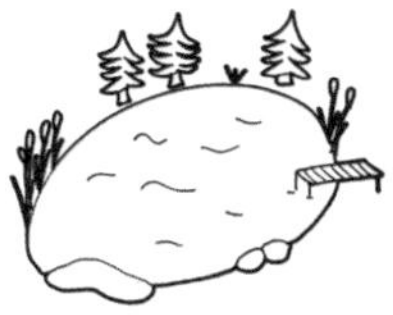
See

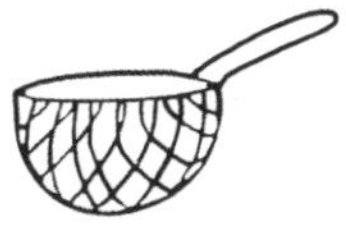
Sieb

Sonne

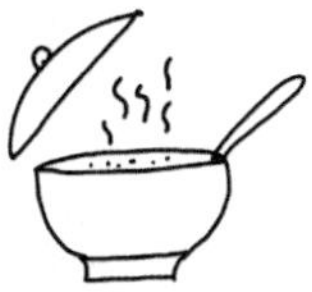
Suppe

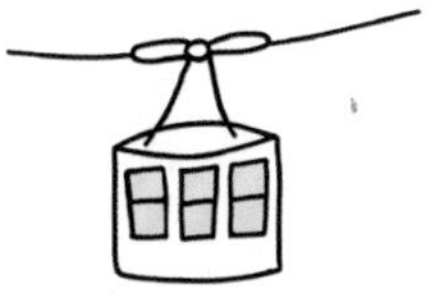
Seilbahn

Säulen

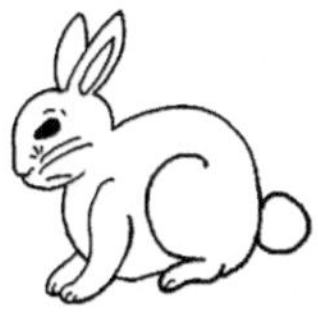
Hase

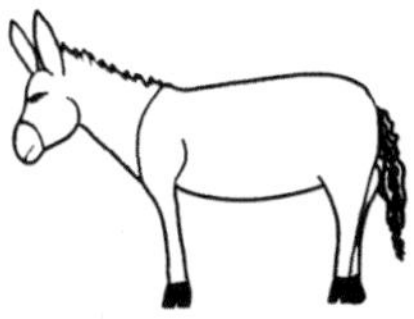
Esel

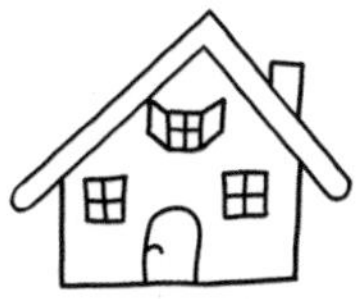
Haus

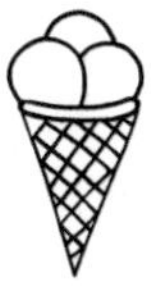
Eis

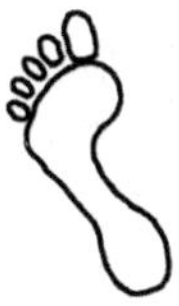
Fuß

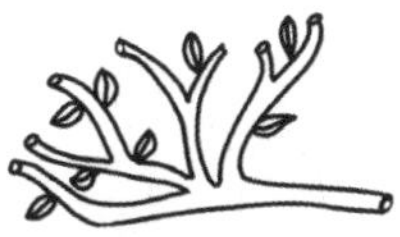
Ast

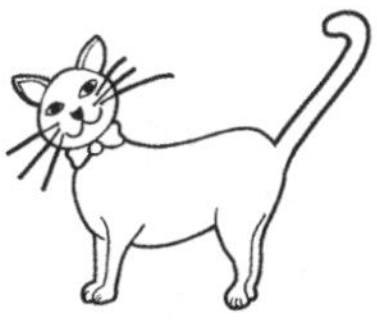
Katze

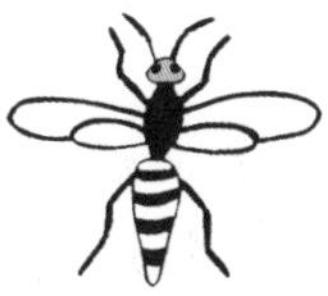
Wespe

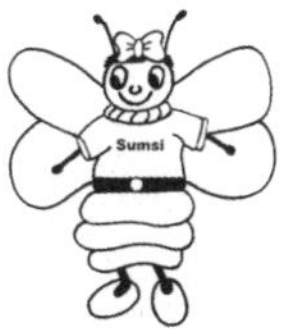

Sumsi

Übungsziel

Stabilisierung des Lautes **S** auf Wortebene.

Übungsaufgabe für Zuhause
Sumsi am See · Erzählbild

Übungsanleitung

Erzähle mir doch einmal was Bienchen Sumsi heute macht.

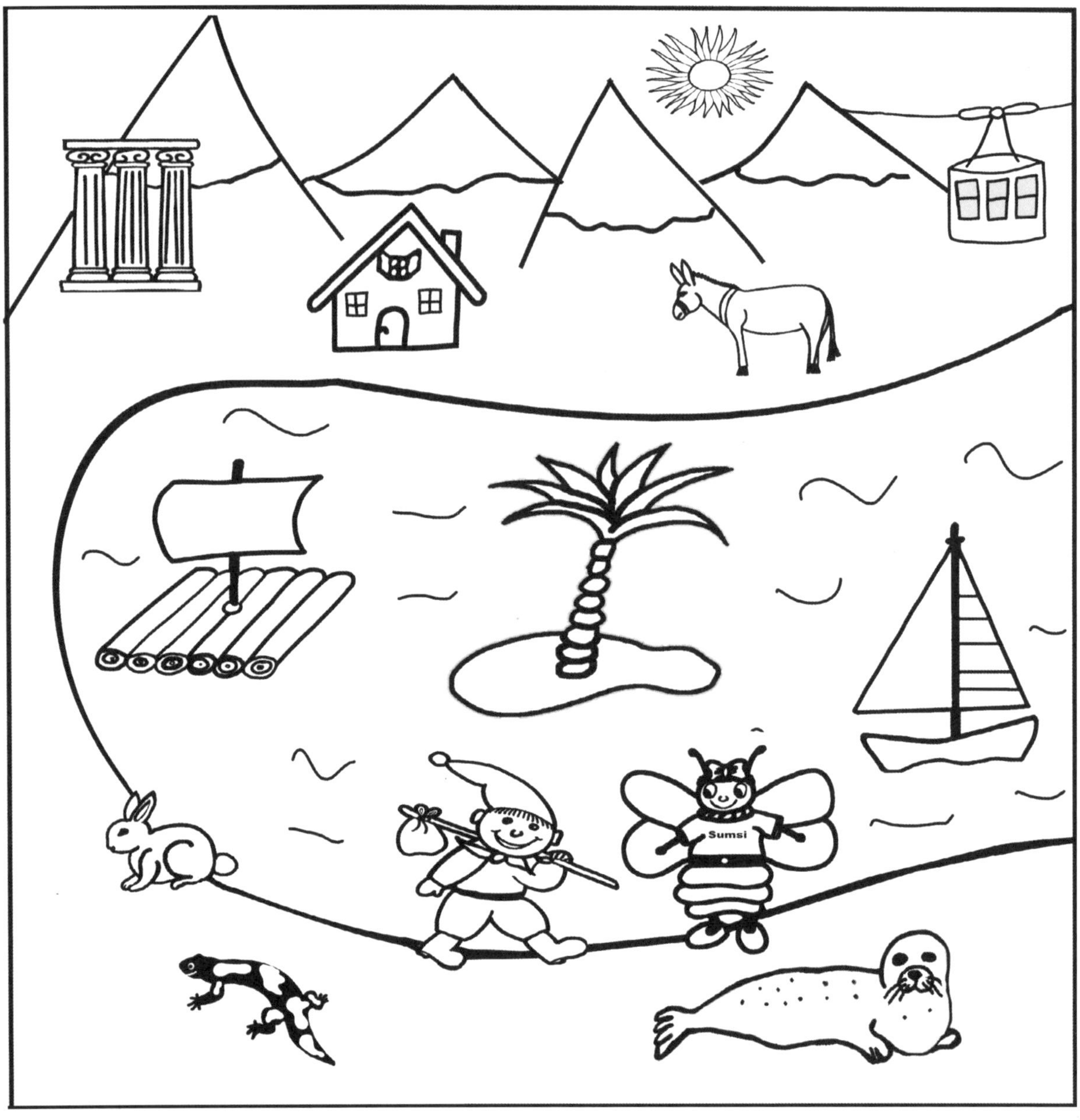

Übungsziel

Ziel dieser Übung ist die Lautstabilisierung **S** auf Satzebene.